COMPENDIO DE
MEDICINA NATURAL

Autor: **Adolfo Pérez Agustí**

Edita: Ediciones Masters
Fernán Caballero, 4-1º dcha
28019 Madrid (Spain)
www.edicionesmasters.com
edicionesmasters@gmail.com

COMPENDIO DE MEDICINA NATURAL

En este libro usted encontrará una amplia información sobre los principales temas de la medicina natural, pero debe emplear estos datos con responsabilidad. Si es profesional de algún tipo de medicina, convencional o alternativa, seguramente podrá mejorar sus tratamientos empleando algunas de las soluciones expuestas. Si solamente es una persona con deseos de conocimientos, le pedimos que antes de emplearlos consulte a un profesional experto.

"Quienquiera que emprenda la tarea de prepararse para ser juez en el campo de la verdad y el conocimiento, naufraga en la risa de los dioses." Albert Einstein

CAPÍTULO 1

Acerca de los tratamientos naturales en las enfermedades

Es razonable que pensemos que es mejor ponernos en manos de un profesional competente de la salud para el diagnóstico y tratamiento de nuestro cuerpo enfermo. Sin embargo, la época en la cual las personas seguían fielmente y sin discutir el consejo del doctor ya no existe, tanto si el doctor es alópata, alternativo, chino, sanador, acupuntor, quiropráctico, nutricionista, herborista, o cualquier otro profesional de la salud.

La omnipotencia del médico está en declive, como lo prueban las miles de denuncias y demandas que se efectúan cada año contra ellos, y esto se debe esencialmente a que hemos empezado a valorar solamente los resultados y no los títulos académicos del médico. También pudiera deberse a que todos estamos ahora asumiendo la responsabilidad sobre nuestra salud, tomando nuestras propias decisiones y administrando los tratamientos recomendados según nuestro instinto o conocimientos. Esto significa que cada día estamos mejor informados sobre los temas de salud y aunque en las escuelas todavía no exista la imprescindible materia sobre cuidados del cuerpo, algo que llegará muy pronto, los ciudadanos procuramos leer e instruirnos particularmente.

Por este motivo, la finalidad de este libro no puede ser solamente indicarle una serie de normas o modos para mejorar la salud, sino darle la información necesaria para que sea usted quien tome sus propias decisiones. Lo sensato es que consulte a uno o más profesionales de la salud, mejor si ejercen diferentes terapias, y que se deje guiar por quien manifiesta no solamente conocimientos científicos, sino por aquel que considere que nuestro espíritu o psiquismo también es vital para restablecer la salud. Desconfíe, especialmente, de quienes no hablan con usted en la consulta, de quienes no le explican con todo detalle en qué consiste su enfermedad, y de quienes se limitan a pedirle que tome la medicina sin hacer nada más por restablecer su enfermedad.

Usted, y esto lo leerá ampliamente en este libro, no puede comportarse pasivamente ante la enfermedad, esperando que el medicamento o la planta medicinal realicen el milagro de la curación. Esa actitud solamente le conducirá a una atenuación de los síntomas y a engañarse por ello creyendo que la curación ha llegado. Si quiere ciertamente curarse y no recaer, deberá evitar las causas que generaron su enfermedad y modificar sus hábitos de vida erróneos.

También queremos advertirle que la curación de su enfermedad no depende de lo costoso que sea el tratamiento, ni de los aparatos con tecnología sofisticada que se empleen para el diagnóstico o curación, y ni siquiera de la categoría social que tenga su médico. En ocasiones, bastaría con dejar de comer o beber determinada sustancia para que su salud se restableciera, o quizá sería suficiente con tener alguien a su lado que le quiera, o disfrutar de unas vacaciones en la alta montaña. Todos estos remedios tan simples posiblemente puedan restablecerle la salud mejor que un medicamento que cueste mucho dinero.

Lógicamente, la terapia a aplicar depende del diagnóstico, pero con frecuencia no se llega a realizar en profundidad y se tienen en cuenta los síntomas, confiando en que la experiencia sea suficiente para evaluar, rápidamente, el origen, las causas y el tratamiento de esa enfermedad a la que se le pone nombre con demasiada rapidez. Por supuesto, a veces un médico muy experimentado puede llegar a una conclusión rápida, pero esto conduce no pocas veces a un retorno del paciente a la consulta, pues la causa primaria de la enfermedad no ha quedado establecida y el mal se reproduce.

En otro aspecto tenemos a aquellos médicos que declaran frecuentemente en los medios de comunicación que los tratamientos naturales podría causar daño, no tanto por su toxicidad, sino porque los pacientes dejarán de tomar sus medicamentos. Esta recomendación es razonable cuando pensamos que están defendiendo sus intereses profesionales, pero no lo es cuando trata de coaccionar al enfermo para que siga fielmente un tratamiento médico, en lugar de dejarle que tome sus propias decisiones sobre su salud. Si a través de los medios de comunicación se advierte de los peligros que puede ocasionar ponerse en manos de un especialista en medicinas alternativas, mostrando a esas medicinas como falsas y equivocadas, indudablemente el ciudadano dudará de su propio criterio y volverá al redil de la medicina convencional.

El problema es que esta información está viciada en origen y es tan parcialista que no resiste el análisis de una persona medianamente inteligente. Nunca se ofrece la misma oportunidad para expresarse en los medios de comunicación a los profesionales de esas medicinas alternativas, con lo cual los acusados ni siquiera pueden defenderse y solamente escuchamos, reiteradamente, a una de las partes. Que el Estado proteja y subvencione solamente a un tipo de medicina no quiere decir que sea la mejor para los ciudadanos, ni la única válida. De ser así, y parece ser que aún lo es, nos encontraríamos con una inquisición médico-científica en la cual todo aquel que no esté dentro de esta idea es un delincuente y un equivocado.

Pero si yo mismo defendiera solamente la medicina natural y criticara la convencional, estaría cometiendo el mismo error. El problema es que no hay ninguna respuesta simple, universal. La vida es muy compleja, multi-dimensional, y marcada por tantas circunstancias (ambientales, sociales, económicas, espirituales), que es casi imposible asegurar qué tipo de medicina es la más idónea para la Humanidad.

Un medicamento puede funcionar en usted y fracasar en otra persona, lo mismo que una terapia natural. Y ese mismo medicamento que funcionó el año pasado y le resolvió su enfermedad, puede fracasar en ese momento. Los métodos naturales pretenden evitar esto, pues no curan la enfermedad sino al individuo en su conjunto y, además, no suelen tener efectos secundarios, ni mucho menos ser tóxicos. Creo que solamente por estas últimas consideraciones deberían ser tenidos en cuenta para el tratamiento en primera instancia de los enfermos.

Se menciona frecuentemente en los ambientes médicos una frase que pretende evitar que un enfermo incurable acuda a la consulta de un naturópata o curandero, advirtiéndole que no es bueno albergar "falsas esperanzas" de curación. Pero en su contra podríamos responder que peor aún es "quitar toda esperanza" de curación.

CAPÍTULO 2

Medicinas Alternativas o Complementarias

¿Por qué buscar alternativas a la medicina?

Nosotros vivimos en un mundo lleno de problemas para mantener nuestros cuerpos saludables y libres de enfermedades. El aire que respiramos, el agua que bebemos, la comida que comemos, los materiales con los cuales construimos, amueblamos y limpiamos nuestras casas, e incluso algunas de las medicaciones que tomamos, contienen substancias que han demostrado ser dañinas para nosotros. Cotidianamente nos exponemos a la radiación de fuentes de alta energía, microondas y monitores de ordenador. También nos enfrentamos al riesgo de contagiarnos enfermedades virales de otras personas o actuamos recíprocamente generando accidentes con nuestros vehículos. También hay que mencionar las tensiones emocionales y psicológicas que experimentamos y que juegan su papel causando o agravando las enfermedades.

"Medicina preventiva"

Esta es una palabra errónea y mal empleada, pues se debería hablar de hábitos preventivos. No basta con someterse a chequeos rutinarios, ponerse vacunas o acudir al médico al menor síntoma, pues el secreto para la salud va por caminos diferentes. En la mayoría de las personas bastaría para prevenir la enfermedad con hacer algo de ejercicio (el

9

deporte competitivo es perjudicial), comer alimentos sin refinar, excluyendo los que proceden de los mamíferos, y efectuar actividades placenteras que den la oposición al trabajo rutinario.

"Tratamiento médico"

Ya no puede estar basado solamente en una metodología, porque es obvio que no hay una metodología que ofrezca una solución eficaz en todas las condiciones, bajo todas las circunstancias, y para todas las personas. El tratamiento médico mejor es aquel que emplea todos los conocimientos disponibles sobre medicina, incluidos los naturales.
La misión de los profesionales de las medicinas alternativas es proporcionar a los enfermos el acceso a una información amplia de opciones para su enfermedad, sin excluir ninguna modalidad o sistema. Presentando esta información, no se está tratando de prescribir ninguna sustancia específica o tratamiento, ni tampoco se pretende asegurar que un tipo de acción o tratamiento específico curará todas las enfermedades o individuos sin distinción.

Muchas de las metodologías alternativas existentes no entran dentro de los cánones de la medicina convencional, esencialmente porque no existe evidencia de investigación clínica detrás de ellos. Pero mientras los resultados de estudios clínicos nos proporcionan la información necesaria sobre los efectos de las substancias y los tratamientos, la falta de evidencia científica no es (en nuestra opinión), suficiente razón para invalidar la eficacia de un tratamiento natural potencialmente valioso o eficaz, especialmente si se lleva empleando hace cientos de años. Por desgracia, esta falta de datos científicos parece ser el suficiente argumento de la ciencia médica oficial para no reconocer la posible validez de un tratamiento que daba buenos resultados en las familias, incluso empleado por personas poco académicas.

Así como no hay un sistema terapéutico que tenga todas las respuestas, ninguno convierte a cualquier practicante en un experto en curar enfermos. Un tratamiento que puede ser eficaz para una persona puede no funcionar en absoluto en otra persona con las mismas condiciones. Cada uno de nosotros es único, un ser complejo con multitud de combinaciones aparentemente ilimitadas, dotado de múltiples niveles que no solamente incluyen lo físico, pues son igualmente importantes, quizá más aún, los factores mentales, emocionales y espirituales, todos los cuales condicionan nuestra salud.

Una apreciación global de las medicinas alternativas

¿Qué son, quiénes las están usando y por qué?

Una de las razones por las cuales escribo libros de medicinas alternativas es para que el lector tenga una suficiente información sobre ellas, puesto que el Estado no las proporciona. Hay mucha confusión sobre estas medicinas y frecuentemente la medicina académica las describe como "cualquier tratamiento fuera de las terapias médicas normalmente aceptadas". Cuando alguien como yo lee esta definición, no entiende el significado de 'fuera de', 'terapias médicas', y 'normalmente', especialmente cuando todos sabemos que la medicina natural lleva practicándose hace más de 3000 años y ha sido y es empleada por más de una cuarta parte de la población del mundo. Incluso ha sido seleccionada por la Organización Mundial de la Salud para que sea empleada y divulgada en todo el mundo para satisfacer las necesidades sobre la salud en el siglo XXI. ¿Seguimos, entonces, considerándolas como "fuera de?".

La medicina natural se originó hace más de 3000 años y sabemos que ha servido para curar a millones de personas, mejorar su sistema defensivo orgánico y ello sin apenas efectos secundarios. ¿Estos datos no son suficientes para considerar a esta medicina como un tratamiento médico válido?. ¿Cuánto tiempo seguirá siendo considerada como "alternativa?". Si tenemos en cuenta que la medicina convencional apenas lleva codificada 100 años, ¿quién o quiénes fueron los responsables de apartar una y llevar a los altares a la otra?

¿Qué personas acuden a ellas?

Multitud de artículos publicados en la prensa nos indican que entre un 10% a un 50% de los pacientes con cáncer usan alguna terapia alternativa, con gastos particulares que suman billones de dólares. Además, en cuanto el nivel económico de las personas aumenta, mayor consumo de estas terapias existe, lo que indica que cuando los enfermos tienen libertad para escoger saben elegir. Si aún quieren más datos, les diré que una última encuesta demostró que el 85% de las personas elegirían ser tratados por la medicina natural si el Estado pusiera a su disposición centros médicos adecuados.

¿Por qué las llaman Terapias Alternativas?

En primer lugar, este término es empleado por la medicina convencional para explicar que se deben emplear cuando su medicina fracase, pero nunca como primera opción. Mi opinión es que debería ser todo lo contrario o, al menos, emplearse ambas medicinas conjuntamente.

Cualquier medicina debería ser holística, esto es, que trate a la persona en su conjunto, cuerpo, alma, emociones, ambiente, etc. Esta medicina nunca debería tratar de anular el síntoma, sino dejar que se manifestase, pues ello indica que el organismo está tratando de curarse. Tampoco debería demorar un tratamiento en espera de los resultados de unos análisis, ni emplear especialistas que fraccionan el cuerpo en mil pedazos. La especialidad médica, ya lo sabemos, es incompatible con la medicina natural.

Crear un clima adecuado para su salud es responsabilidad del paciente que debe eliminar los factores conocidos que están dañando los sistemas del cuerpo. Esto incluye dejar de fumar, eliminar el alcohol o las drogas, y comer alimentos sin procesar procedentes del campo. Otros pasos positivos incluyen hacer el amor regularmente, dormir más y hacer ejercicio suave, así como aprender a disminuir la tensión emocional.

Los médicos convencionales también tienen en cuenta estos factores pero tienden a dar más énfasis a su tratamiento químico, advirtiendo al enfermo que no lo abandone sin consultarle antes. Para un médico, la forma de vida es importante, pero nunca tanto como el tratamiento medicamentoso.

Las Terapias Alternativas

Se han identificado más de 300 tratamientos alternativos diferentes y han sido organizados por el Instituto Nacional de Medicina Alternativa. Las categorías mayores son éstas:

Dieta, Nutrición y estilos de vida:
Incluye macrobiótica, megavitaminas, dietas y suplementos nutritivos, y otras cosas como ejercicio y técnicas respiratorias.

Tradicional:
Incluye Acupuntura, Medicina china Tradicional, Homeopatía, Productos Naturales, Ayurveda, Medicina del Tíbet, Medicina Herbaria, Regresión y Chamanismo.

Aplicaciones Bioelectromagnéticas:
Incluye Campos Electromagnéticos, Electroestimulación, Magneto-resonancia, tratamientos con luz artificial y natural.

Control cuerpo/mente:
Incluye sistemas de Relajación, alimentación biológica, Terapia con sonidos y música, consejos espirituales, Visualización de la curación, Hipnoterapia, Yoga y Meditación, Terapia del Humor.

Terapias estructurales y enérgicas:
Incluye Medicina quiropráctica, Rolfing, Masajes, Reflexología, Manos que curan, Aromaterapia.

Tratamientos farmacológicos y biológicos:
Incluye Anti-oxidantes, Tratamiento celulares, Naturopatía, Terapia Metabólica, Terapia con Quelatos.

Echemos una mirada superficial a la lista anterior:

Las técnicas de relajación abarcan varios métodos incluidos la meditación, relajación profunda, retroalimentación biológica, el yoga y los ejercicios de la respiración profunda, consiguiendo que el paciente enfoque su mente en el momento actual. Los estudios han demostrado que estas técnicas pueden ayudar a las personas a disminuir las enfermedades del corazón y la insuficiencia respiratoria, creando una gran relajación en la mente.

Las técnicas quiroprácticas enfocan la manipulación en los ajustes de la espina dorsal y las vértebras dolorosas y en mejorar la salud general. Cada año, 12 millones de americanos visitan a quiroprácticos para los tratamientos contra el dolor de espalda, los traumatismos, las lesiones deportivas y algunos desórdenes interiores. Hasta ahora, los estudios han mostrado que esos ajustes quiroprácticos pueden tener éxito en el tratamiento de los problemas de columna, por supuesto mucho mejor que los antiinflamatorios.

La Medicina herbaria ha sido usada por millones de personas durante miles de años y para tratar todo tipo de dolencias. Aproximadamente el 50% de los medicamentos de farmacia están elaborados a base de plantas medicinales, pero de las cuales se extraen sus principios activos. Esto, como ya sabemos, desequilibra el conjunto de la planta y genera no pocos efectos secundarios.

La homeopatía es un sistema de medicina basado en el principio que la misma substancia que en dosis grandes produce una enfermedad curará esos síntomas en dosis pequeñas. Cuando estos remedios se diluyen en agua aumenta su potencia, aunque ello no quiere decir su eficacia pues cada enfermedad es única en cada individuo. La mayoría de las sustancias se diluyen hasta que no se encuentra ninguna molécula de la substancia original (generalmente a partir de la 4CH). Los expertos homeópatas aseguran que ese líquido aparentemente estéril contiene ya una frecuencia electromagnética procedente de la substancia original y esta carga es la responsable de su poder curativo. Se cree que esta frecuencia electromagnética estimula la respuesta curativa natural del cuerpo y puede ser eficaz contra cualquier enfermedad, siempre que el sistema defensivo aún funcione en ese enfermo.

La acupuntura se desarrolló hace miles de años por los chinos y está basada en la creencia que el cuerpo tiene un sistema llamado los meridianos que encauza la energía del cuerpo. Cuando es estimulado por agujas puestas en puntos estratégicos, el sistema puede controlar el dolor e inducir la curación. Los estudios han mostrado que efectivamente la acupuntura puede controlar el dolor, aunque los otros beneficios no siempre se logran.

Elija un profesional responsable

Estas son algunas recomendaciones para conseguir encontrar un buen profesional en medicina alternativa:

1. Escoja a expertos que usen una gama amplia de métodos, especialmente aquellos médicos que combinen las medicinas alternativas con las terapias convencionales.
2. Encuentre a uno con el cual pueda hablar cómodamente, pues el éxito depende de ese diálogo entre ambos, siendo menos importante la exploración que efectúen de su cuerpo.
3. Exija que el profesional sea sensible con sus necesidades. Usted no solamente es un enfermo; es una persona con problemas personales a quien la enfermedad está erosionando su vida social y profesional. Tenga cuidado con los profesionales que prescriben tratamientos fijos a todos los pacientes, en lugar de personalizar los remedios dependiendo de las circunstancias.
4. Los métodos alternativos mejores son aquellos que le ayudan también a mejorar su estado emocional.
5. Busque a los profesionales del mismo modo que usted busca un abogado u otro experto, pidiendo consejo a quienes han sido sus pacientes. Recuerde que la apariencia de la consulta, las largas listas de espera para

ser visto o la popularidad de un médico, no le convierten automáticamente en un sabio.

¿Tiene que comunicar a su doctor tradicional que está acudiendo a un experto en medicina natural?

Las últimas estadísticas demuestran que casi el 90% de los pacientes buscan métodos alternativos sin la ayuda de su médico habitual, aunque menos del 30% se lo cuentan a su médico. Esa misma estadística demostró que casi ningún médico convencional recomendaba a sus pacientes acudir a un experto en medicina natural, aunque permitían que se empleasen plantas como la Tila, la Manzanilla o la Menta.

¿Por qué los pacientes no comunican que desean un tratamiento natural o que acuden también a otras consultas?. Este estudio mostró que algunos médicos amenazan a sus pacientes con los peligros de los remedios naturales y se enfadan seriamente si toman alguna planta medicinal. También parecen tener miedo a discutir los métodos alternativos porque no los dominan y temen que sus pacientes se den cuenta que descalifican algo que desconocen.

El miedo de un paciente hacia su médico proviene de la prepotencia en que se mueve ese tipo de medicina y está en contra del principio elemental de la profesión, pues el médico debe ser exclusivamente un consejero de la salud, no un policía del comportamiento o las libertades.

Parece lógico admitir que un médico quiera saber sobre todos los tratamientos que sus pacientes están recibiendo, pero para lograrlo deben inspirar confianza, nunca miedo, y respetar el derecho del paciente a buscar la mejor solución a su problema. Los pacientes también deben comprender que si ese doctor no está interesado en escuchar su interés por conocer otras terapias, especialmente en las enfermedades graves o crónicas, quizá deberían buscar otro nuevo doctor con más ansias de conocimientos nuevos. Obviamente, una relación doctor-paciente en la cual falta una buena comunicación no es lo mejor para lograr la curación.

¿Es importante la conciencia?

La ciencia tiene dos aspectos. Uno de ellos sostiene que hay una base científica importante que apoya la idea de una mente espiritual o despertar místico de la conciencia, mientras que otra, desde al menos los últimos trescientos años, justo desde que la ciencia se separó de la religión, considera que semejante despertar de la conciencia es algo falso, sin base científica.

La conciencia es una palabra que usamos frecuentemente, sin embargo su significado sigue siendo esquivo. Todo el mundo cree poder explicar este término, pero cada cual tiene su propia forma de hacerlo.

¿Pero existe una manera clara y exacta para definirla?. Según el diccionario conciencia es la propiedad del espíritu humano de reconocerse en sus atributos esenciales y en todas las modificaciones que en sí mismo experimenta. También, y en un sentido filosófico, el conjunto o suma de representaciones que contribuyen a darnos la imagen de nuestra personalidad, en términos del bien y del mal, y, además, un sentido psicológico, significando una capacidad.

Con estas definiciones, algo confusas como corresponde a un diccionario, todo debería parecer más claro, pero a propósito de ellas nos surgen algunas preguntas: ¿Se relaciona la conciencia sólo con los pensamientos, o existe también en los niveles más anchos, más profundos, incluso a nivel celular?. ¿Es un derivado de la materia, una evolución o un accidente?. Y finalmente, ¿podemos analizarla científicamente?.

El lector quizá se preguntará las razones por las cuales hablamos de la conciencia con tanto interés, pero la causa está en que para la Medicina Natural la conciencia debe ser analizada con tanta intensidad como se hace con la parte física, pues ambas materias son totalmente inseparables. Quien no sepa comprender al ser humano durante un chequeo a su salud, nunca podrá ser un buen terapeuta. Por eso, un profesional de la medicina malhumorado, desagradable y déspota, nunca podrá curar realmente a sus enfermos. Con frecuencia, un médico afable suele comenzar su curación desde el momento en que coge la mano al paciente y le pregunta con dulzura qué le pasa.

CAPÍTULO 3

Tratamiento global del enfermo

Nutrición:

Es importante saber los alimentos que come habitualmente, incluidos aquellos que se toman compulsivamente entre las comidas o en los actos sociales. También es importante averiguar qué alimentos no come habitualmente, el número de comidas que efectúa al día y las posibles alergias e intolerancias a alguno de ellos.

Complementos nutritivos:

En este aspecto hay que valorar si es mejor aportar cuanto antes los nutrientes que suponemos carece el enfermo o dejarle que los ingiera con la alimentación. Un aporte excesivo quizá sea menos perjudicial que una carencia prolongada.

Hierbas:

No deben constituir el único tratamiento del enfermo, sino solamente una parte de ello. Hay tantas hierbas a nuestra disposición que en ocasiones se hace difícil seleccionar la más idónea, motivo por el cual muchos profesionales prefieren mezclarlas.

Homeopatía:

Un sistema polémico que puede ser muy eficaz. Funciona muy bien en niños y en personas con las defensas orgánicas fuertes. Es mejor trabajar estrechamente con un doctor homeópata experimentado, aunque también es conveniente tener conocimientos de este tratamiento antes de acudir a la consulta. Ya sabe, la ignorancia del paciente nunca ayuda a su curación.

Medicamentos:

A veces, un tratamiento médico ortodoxo funciona muy bien, especialmente en los casos en los cuales no dispongamos de mucho tiempo para restablecer la salud. No caiga en fanatismos hacia ninguna medicina y acuda a cualquier profesional que le pueda ayudar.

Energía:

Esto puede incluir tanto la energía natural del cuerpo como la mano de una persona querida o un sanador. La Resonancia Magnética u otras formas de energía, como los estímulos eléctricos efectuados en la zona transcutánea, o la terapia con imanes, o colores, suelen ser muy eficaces. La acupuntura, por ejemplo, es un tratamiento de la energía.

Conducta:

Esto incluye las cosas que usted debe hacer, y quizás no haga, lo mismo que aquellas que deberá abandonar cuanto antes. Ya sabe, la curación depende esencialmente de usted, no del tratamiento ni del médico.

Conciencia:

A la larga, el propio poder individual de nuestra conciencia tiene mayor potencial curativo que el tratamiento. La salud debe restablecerse primeramente a nivel del espíritu, de la conciencia, pues parece ser que mediante ello conseguimos efectuar multitud de complejas vibraciones en el cuerpo en todos los átomos y moléculas que lo componen. La conciencia tiene la habilidad de causar modelos vibratorios en el cuerpo para restablecer la salud, no importa la enfermedad ni lo avanzada que esté.

La conciencia ha sido considerada despreciativamente por los médicos como el efecto placebo, curiosamente la manera más inocua de curar una enfermedad. ¿A quién no le gustaría restablecer la salud solamente mediante su mente?. Y si esto es una utopía alcanzable, ¿por qué se habla de ello tan burlonamente?.

Ahora sabemos que el deseo de curarse puede activarse conscientemente de varias maneras, especialmente con la presencia a la cabecera del enfermo de los seres queridos, y que este sencillo sistema potencia extraordinariamente el resto del tratamiento médico.

CAPÍTULO 4

Algunas enfermedades y su tratamiento natural

ALERGIA
Hipersensibilidad del organismo ante determinadas sustancias.

Causas:
Podríamos considerar la alergia como una reacción del organismo ante la presencia de ciertos elementos o sustancias que en principio son inocuas para los demás, pero perjudiciales para él. Existen agentes alergénicos de efecto inmediato, los cuales estimulan (afortunadamente) la producción de anticuerpos específicos contra el invasor. Este contacto entre antígeno y anticuerpo parece ser que lleva a una activación de ciertos enzimas o al menos a un cambio en su equilibrio.

La reacción primera ante una sustancia alergénica es la liberación de la histamina, de la bradiquinina, la acetilcolina y algunas globulinas. Esta liberación, totalmente necesaria para asegurar la supervivencia, produce asma, urticarias, trastornos gástricos y edemas, entre otros síntomas.

Entre las principales sustancias productoras de alergia tenemos el polen (principalmente de las flores), hongos, humo de tabaco, cosméticos, alimentos (chocolate, nueces, mariscos, fresas, cerdo, huevos, etc.), medicamentos, joyas, pieles, plásticos, metales, o a causa del calor, el frío o el sol.

Tratamiento:
Entre las hierbas más eficaces están el Helicrisio, el Espliego y el Hisopo; estas dos últimas en forma de esencia para absorción sublingual. El Grosellero negro, Mirtilo, Ortiga verde, Tomillo, Serpol y sobre todo la Fumaria, son otras plantas de reconocida acción antialérgica.

Oligoterapia:
La oligoterapia juega aquí un papel primordial, en especial el manganeso, el cual no puede faltar en el tratamiento base.

Nutrientes:
Posteriormente a la oligoterapia se ha de utilizar la Jalea real y la miel, como buenos suplementos antialérgicos.
En las alergias al polen es imprescindible suministrar polen oral en los meses que preceden a la primavera, ya que es el mejor tratamiento. Si se llega tarde, cuando la alergia ya está declarada, no se debe emplear.

Homeopatía:
Polen 15 CH, Poumon histamine 15 CH, Natrium muriaticum 9 CH, arsenicum iodatum 9 CH.

ANSIEDAD
Enfermedad emocional persistente.

La ansiedad es uno de los problemas emocionales más extendidos que existen y puede darse desde la niñez hasta la vejez. El deseo de no cometer errores nunca, la necesidad que se tiene de sobrevalorarse, el miedo a la penuria económica y la dificultad en ser bien aceptado por la sociedad, son rasgos típicos del ansioso.

Los síntomas físicos se manifiestan con temor, tensión, sudores, palpitaciones, pesadillas nocturnas, diarreas, incluso vómitos, fobias, deseos de orinar y úlceras gástricas.

Causas:

Normalmente, la persona se encuentra en un momento de su vida en el cual tiene que tomar dos caminos opuestos y este aumento de la tensión y el miedo a que pueda ocurrirle algo desagradable si falla, le conducen a un estado de ansiedad. La persona metida en este conflicto tiene que mantener una postura externa que disimule su preocupación y esto le conduce a un callejón sin salida.

Tratamiento:

Entre las hierbas útiles están la Melisa, el Espliego y quizá el Azahar o la Artemisa. Algunos naturópatas recomiendan el Muérdago como muy eficaz en caso de hipertensos ansiosos.

Oligoterapia:

Los oligoelementos por excelencia son el manganeso y la mezcla Manganeso-cobalto. El litio se tomará en las crisis depresivas, mezclado con el aluminio para regular el sueño y el Cobre-oro-plata en los casos crónicos.

Nutrientes:

Se consumirán abundantes frutas, con preferencia las uvas, plátanos, ciruelas, albaricoques y piña.
Las curas de Jalea real se imponen en todos los casos.

ARTRITIS, OSTEOARTRITIS

Comentarios generales:

Bajo esta denominación voy a incluir una larga serie de enfermedades denominadas reumáticas, ya que todas ellas tienen una patología similar e incluso el tratamiento la mayoría de las veces es coincidente.

Las enfermedades que se pueden agrupar bajo la denominación de "reumáticas" serían: artritis infecciosa, fiebre reumática, artritis reumatoide, artrosis, gota y ciertas miositis.

Todas ellas presentan una serie de síntomas muy similares y entre ellos nos encontramos con dolor e hipersensibilidad en las articulaciones, chasquidos de éstas al doblarlas o flexionarlas, ligera fatiga general, algo de fiebre, rigidez después del reposo, quizá edemas en la bolsa sinovial y limitación del movimiento a causa del dolor. También es frecuente que el dolor cambie de articulación y que empeore con la humedad ambiente, lo que daría lugar a que la persona detecte los cambios de clima solamente por el dolor de sus articulaciones.

Causas:

Las causas pueden ser debidas a traumatismos, esfuerzos excesivos y en algunas ocasiones a efectos tóxicos de las bacterias. También se atribuyen a alteraciones inmunológicas.

Nutrientes:

Los alimentos imprescindibles son todos aquellos que sean ricos en antioxidantes, evitando la formación de radicales libres en las membranas y líquidos que rodean la articulación. Por ello, se comerán en abundancia berros, acelgas, lechugas, pimientos, remolacha, coles, brécol, tomates, fresas, legumbres, miel, limón, manzanas, cacahuetes y pipas de girasol. El zumo de patata crudo es uno de los remedios más solventes que nuestros antepasados nos han legado.

Complementos:
El más importante es la Niacinamida (vitamina B3) en dosis de 400 mg día, repartidos en dos tomas. Normalmente tarda 21 días en surtir efecto y los beneficios continúan solamente mientras se toma, aunque es muy eficaz. Cuando se ingiere durante tratamientos prolongados (meses), la movilidad articular puede mejorar significativamente, evitando tener que recurrir a la cirugía.
También se puede probar N-acetyl-glucosamina o sulfato de glucosamina, 250 mg dos veces al día.
El cartílago de Tiburón o bovino, son otras ayudas de gran eficacia.
La Vitamina E, 400 mg diariamente y el aceite de semilla de lino, 1-2 cucharas diarias, suelen estar recomendados por otros profesionales.

Dieta:
Si la osteoartritis también tiene un componente inflamatorio, y si se complica con la artritis degenerativa, puede ser útil comer alimentos cultivados a la sombra, como los tomates, patatas, berenjenas y pimientos verdes. Lo mejor es efectuar la recolección de noche, aunque sabemos que ello solamente es factible en el caso de que usted mismo posea un huerto.

La alfalfa y la ortiga, por su poder remineralizante, son muy útiles. También podemos recurrir al ajo y la jalea real. El Mejillón de Labio Verde (Perna canalículus), es otro de los nutrientes de gran efectividad.

Energía:
La Resonancia Magnética produce igualmente buenos resultados, sobre todo si la enfermedad no es demasiado antigua.

Hierbas:
Las hierbas más utilizadas son el Harpagofito y la Onagra, seguidas del Diente de león, bayas de Enebro, Lavanda, Ulmaria, Cayena, Bardana, Zarzaparrilla y Cola de caballo.

Remedios físicos:
Las cataplasmas muy calientes de arcilla y la reflexoterapia son auxiliares terapéuticos muy interesantes en estos casos.
Los baños a más de 38 grados y la supresión de las espinacas y la carne, son otras medidas de mucho interés.

Oligoterapia:
Un papel muy decisivo en la curación total lo juegan los oligoelementos, en especial el selenio, el cobre, el silicio, el flúor, el magnesio y el fósforo.

Homeopatía:
Colchicum CH3, Kalium chloratum CH6, Silicea CH12, Natrium muriaticum CH6 y Magnesium phosphoricum CH6.

ARTRITIS REUMATOIDE

Comentarios generales:
La artritis reumatoide (RA) es más difícil de tratar con éxito que la osteoartritis. Esto significa que hay que trabajar más intensamente para encontrar la combinación correcta de los tratamientos que funcionan. La artritis reumatoide es considerada una enfermedad del sistema auto-inmune y se cree que es el propio sistema inmunológico del cuerpo quien lucha contra sí mismo, aunque no todos los especialistas aceptan esta teoría y también se cree que está producida simplemente por una bacteria o virus.

También existe otra teoría que habla de una infección parasitaria, lo que explicaría que la enfermedad suela declararse en el verano, justo después de haber pasado unas vacaciones en la playa.

Los tratamientos que se mencionan a continuación pudieran servir igualmente para la psoriasis y el lupus.

Dieta:
Las alergias a determinados alimentos juegan a menudo un papel importante en la artritis reumatoide. La investigación ha mostrado que comiendo muchas grasas saturadas puede empeorar la enfermedad y, sin embargo, comiendo alimentos ricos en grasas insaturadas mejoran los síntomas.

Nutrientes:
Zumo de patata crudo: es suficiente una cucharada al día en ayunas.

Aceite de semilla de lino: 2 cucharas diariamente.

Aceite de Onagra: seis perlas al día.

Ajo: dos perlas de aceite en cada comida o, mejor el ajo crudo. No sirve cuando está frito o cocido.

Complementos:
Cobre: un estudio a doble ciego mostró los beneficios significativos empleando una dosis de 4-10 mg/día.
Vitamina K: 100 mg tres veces por día reducen la inflamación.
Betaina (HCl) con pepsina: muchos pacientes afectados de RA están bajos en este componente digestivo. Se emplearán 2 píldoras con las comidas ligeras, 4 con las comidas mayores.
Selenio: evita la pérdida de la fuerza muscular.

Hierbas:
El Jengibre (cápsulas o fresco), así como empleado en condimento, suele dar buenos resultados.
El Harpagofito, preferentemente en comprimidos de raíz seca, tres veces al día, alivia pronto los síntomas.

Otros:
No acudir a las playas hasta la total curación, ni darse baños de sol.

ARTERIOSCLEROSIS

Comentarios generales:
De las enfermedades que amenazan la vida, ésta es probablemente la que es más fácil de tratar por medios naturales. Lo primero que aparece en las arterias afectadas son estrías de grasa, especialmente en la aorta, las

coronarias, las cerebrales y las periféricas. Las lesiones grasas de las arterias consisten en partículas de material graso compuesto de colesterol, éster de colesterol, fosfolípidos, grasa neutra, caroteno y proteínas, además de tejido fibroso. Se suelen forman placas de ateroma en las cuales se deposita fibrina, lo que puede dar lugar a trombosis y calcificación. El engrosamiento de la pared arterial, su endurecimiento, pérdida de elasticidad y disminución de la luz, producen un cuadro muy característico y por lo general muy frecuente entre la población.

Causas:
Las causas hay que buscarlas sin lugar a dudas en la mala alimentación general, entre ellas el exceso de grasas y proteínas de origen animal, demasiados huevos y leche en la edad adulta y muy pocos vegetales ricos en fibra. La carencia de grasas insaturadas de procedencia vegetal es, no obstante, el factor más decisivo para la arteriosclerosis.
Como es bien sabido, el cuerpo humano necesita un equilibrio entre grasas saturadas, monosaturadas e insaturadas, con un predominio de las últimas. Por desgracia, la alimentación cárnica está tan generalizada entre la población, que son pocas las personas que no padecen prontamente arteriosclerosis.
La herencia, la mala función hepático-biliar, la diabetes, la obesidad, la falta de ejercicio y el estrés, son otras de las causas comunes de arteriosclerosis.
Esta enfermedad no suele declararse repentinamente y en la mayoría de los casos se manifiesta con pérdida de memoria, confusión, alteraciones de la personalidad o hemorragias inespecíficas, como síntomas primarios. Posteriormente y

sin tratamiento, pueden degenerar en lesiones isquémicas del miocardio, arritmias, aneurismas, dolor y cambio de temperatura en las extremidades inferiores, hipertensión, claudicación intermitente, parkinsonismo e incluso infarto de miocardio.
Una cifra de colesterol de más de 250 mg por 100 ml suele ser un dato significativo.

Dieta:
Imprescindible una alimentación baja en grasas de procedencia animal, rica en fibra vegetal y pobre en azúcar blanco. La cebolla, los puerros, el tomate y los berros son de gran ayuda alimentaria

Nutrientes:
Suplementos dietéticos muy útiles son la lecitina, el alpiste, el ajo, las semillas de sésamo y lino, y el aceite de germen de trigo o maíz. También se recomienda el extracto de semilla de uva en dosis de 150 mg diariamente.
En la actualidad se considera que la ingestión cotidiana de aceite de salmón, prímula, atún o bacalao, ricos en ácidos grasos EPA y DHA, son el mejor tratamiento que existe a largo plazo.

Complementos:
Vitamina C: hay que medir la tolerancia gástrica a esta vitamina.
Vitamina E: 800 - 1200 unidades diariamente
Beta-caroteno: 25.000 unidades diarias, preferentemente de verduras como Espirulina, alga Chlorella, algas Fucus, germen de trigo, etc.,

Acido fólico: 800 mcg diarios, sobre todo si usted tiene la homocisteína alta que es cuando puede dañar las arterias, tanto como el colesterol alto. Las dosis más altas pueden ser de gran valor, pero no son fáciles de encontrar.

L-lisina: 2000 mg diariamente con el estómago vacío.

L-prolina: 1000gm diarios con el estómago vacío, quizá junto con L-lisina.

L-Carnitina: 2000 mg diariamente, pues ayuda al corazón a trabajar más eficazmente.

Coenzima Q-10: 150 a 300 mg diarios que aportarán también energía extra al corazón.

Complejo B: 50 mg de cada una de las vitaminas, aunque también puede tomarse un complejo total.

Magnesio: 1 gramo diariamente

Potasio y Aspartato de magnesio: 4 cápsulas diarias.

Obviamente, no estamos recomendando tomar cada día tal cantidad de nutrientes pero podemos elegir algún preparado que los contenga todos, aunque en menor proporción. No obstante, si desea emplear alguno en concreto a la dosis recomendada, hágalo alternativamente.

Oligoterapia:
Los oligoelementos más importantes son el Manganeso-cobalto, el magnesio y también el Zinc-níquel-cobalto.

Homeopatía:
Barium carbonicum CH4, Aurum CH4, Arnica CH3, Viscum album (en tintura madre), Calcium Phosphoricum CH6, Calcium Fluoratum CG12.

Hierbas:
Las bayas del Majuelo, Cayena, Ginkgo, Muérdago (sólo cuando hay hipertensión), el Espino blanco y la Alcachofera. También son de ayuda las hojas de olivo, Bolsa de pastor (si hay peligro de hemorragias), la Fumaria y la Milenrama.

Conducta:
Aprenda a relajarse. Aprenda a disolver su enojo o permitir sustituirlo por algo más saludable.

No fumar:
Ni siquiera en broma.

BRONQUITIS
Inflamación del aparato traqueobronquial.

Causas:
La bronquitis aguda es consecuencia de una infección y suele presentarse en invierno, habitualmente después de una infección de las vías respiratorias altas mal curada. También ocurre cuando la persona permanece mucho tiempo al aire libre, está debilitado o pasa de un ambiente muy caluroso a otro frío. Si se produce con frecuencia es síntoma de una disminución en las defensas, o por infecciones repetidas y mal curadas de garganta. En los niños la aspiración de humos procedentes del tabaco también es causa de bronquitis de repetición, lo mismo que el empleo de humidificadores en ambientes cerrados o pequeños. Del mismo modo, suprimir la mucosidad nasal de manera brusca mediante sprays o nebulizadores, ocasiona el

descenso del moco al aparato bronquial y el desarrollo rápido de una bronquitis aguda.

La bronquitis crónica no tiene porqué ser forzosamente de naturaleza infecciosa y tiene mucha más importancia el modo de vida, el ambiente de trabajo o familiar, la humedad continuada, y el abuso de broncodilatadores o antihistamínicos que atrofian la capacidad defensiva del bronquiolo. También, la prolongada exposición al sol en verano y el abuso de la inmersión en piscinas, son otras causas frecuentes. Suele ser una enfermedad que va unida a otras, como es el caso del asma, insuficiencia cardiaca o incluso la cifosis. El insuficiente desarrollo de la caja torácica en la juventud a causa del poco ejercicio, también es causa de bronquitis crónica.

Dieta:
Alimentos de especial interés son los puerros, los berros, los ajos, las patatas y las judías verdes.

El cocimiento de higos secos en vino tinto o leche sigue siendo, no obstante, el mejor tratamiento para este tipo de afecciones ya que nutre adecuadamente, reconforta, relaja, suaviza la mucosa inflamada y es el mejor mucolítico conocido.

Hierbas:
Las hierbas de elección son el Eucalipto, Drosera, Grindelia, Malvavisco, la Amapola para sedar la tos fuerte, la Pulmonaria, el Tusílago, la Violeta, la Malva y, sobre todo, el Llantén. El Gordolobo y la raíz de Loto, también dan buenos resultados.

Para la bronquitis crónica pueden valer todas las medidas

nombradas anteriormente, aunque existen otras plantas como el Liquen de Islandia y la Angélica que poseen, además, propiedades regeneradoras de los bronquios. La Cola de caballo también posee cualidades en este sentido. Igualmente eficaces, especialmente cuando existe infección, el Tomillo, la Capuchina, la Equinácea y más que nada el Própolis. Si existe disnea o asma, la Grindelia, la Drosera y el Sol de oro, son otras ayudas importantes.

Oligoterapia:
Para estos casos es necesario la utilización del germanio y el cobre.

Homeopatía:
Antimonium sulfuratum 9CH, Hyoscyamus CH4.

Complementos:
Mantener los pies calientes y aplicar cataplasmas en el tórax y la espalda, son también ayudas valiosas.

Otros:
La bronquitis aguda implica el reposo en cama, administración de líquidos y una dieta a gusto del enfermo.
Si el enfermo no puede ingerir alimento alguno, hay que tener en cuenta que cualquiera de las esencias balsámicas (pino, eucalipto, Tomillo, etc.), se pueden absorber perfectamente a través de la piel, en inhalaciones o mediante los puntos reflejos de la reflexoterapia.

CÁLCULOS BILIARES
Residuos que se acumulan en la vesícula biliar o en los

conductos biliares.

Comentarios generales:
Enfermedad mucho más frecuente en la mujer que en el hombre y aún más en presencia de obesidad o embarazo. Se calcula que al menos, un 20% de las personas mayores de 65 años padecen cálculos biliares.

Causas:
Aunque se piensa que los cálculos se forman a partir del estancamiento en los conductos biliares o por el aumento del colesterol, lo cierto es que con un régimen vegetariano casi nunca se padecen e incluso se pueden eliminar los ya formados. Todos los cálculos se forman dentro de la vesícula biliar, por estasis, o bien en los conductos biliares.
La causa sería, pues, el exceso de consumo de grasas animales, la poca ingestión de grasas insaturadas vegetales, el poco ejercicio físico y las hormonas estrógenas propias de la mujer.

Dieta:
El régimen alimentario comprende tomar alimentos especialmente útiles como son el tomate, berenjenas, las alcachofas, fresas, peras, zanahorias, naranjas, ciruelas e higos secos. De cualquier manera, el aceite de oliva con zumo de limón sigue siendo el mejor tratamiento para expulsar los cálculos. Una cucharadita, de esta mezcla, todos los días en ayunas proporciona buenos resultados en pocos días.

Hierbas:
Por el día se tomarán infusiones de Diente de león, Cardo mariano y Romero. La Zaragatona y el Harpagofito también son buenos auxiliares del tratamiento. En caso de Colecistitis (vesícula biliar fibrosa), se tomarán con preferencia la Gayuba y el Diente de león.
Aquellas personas que carecen de vesícula suelen ver aliviados sus síntomas con el Ajenjo, pero han de utilizarlo en dosis pequeñas.

Nutrientes:
Alfalfa y lecitina.

Homeopatía:
Chelidonium CH2, Natrium sulfuricum CH6, Atropinum sulfuricum CH4.

Oligoelementos:
Dosis continuadas de magnesio y la mezcla Zinc-níquel-cobalto,.

Otros:
El agua arcillosa es buena para quitar rápidamente las molestias gástricas.

CÁNCER
Se trata de un proceso maligno degenerativo que crece de forma independiente al resto de los tejidos y mucho más aprisa que las células normales, llegando a invadir los tejidos locales, primero, y posteriormente el resto del

cuerpo, quizá por disponer de un metabolismo independiente.

Comentarios generales:
Mientras que no exista un tratamiento mágico y definitivo para el cáncer, la Medicina Natural posee algunos tratamientos no-tóxicos que mejoran al enfermo y que pueden unirse a los habituales de la Medicina Ortodoxa.

No hay una causa reconocida, ni un mismo tipo cáncer y ni siquiera una respuesta igual para cada individuo que lo padece. Lo mismo que la medicina oficial puede fracasar, también ocurre con la medicina natural y no es posible asegurar a un enfermo que alguno de los tratamientos actuales sea infalible en su caso.

El cáncer es el responsable en la actualidad del 20% de las muertes y sigue en un aumento preocupante, quizá también porque las personas vivimos más ahora y podemos desarrollar con más facilidad esas enfermedades. La incidencia de mortandad se duplica cada 5 años a partir de los 25 años de edad, aunque hay algunos casos que se desarrollan entre los 60 y los 80 años, como los de próstata, colon y estómago.

Causas:
Entre las causas que se barajan como más probables para desarrollar un cáncer son:
Radiaciones ultravioletas prolongadas, producidas sobre todo por los rayos del sol.
Radiaciones por pérdida de la capa protectora del ozono o aumento de la cantidad de iones positivos en el ambiente.
Uso de aislantes térmicos, como el amianto.
Cables de alta tensión próximos a la vivienda.

Estrés psíquico intenso o prolongado.
El abuso de pesticidas en las cosechas, algunos con arsénico.
Algunos conservantes alimentarios. En este caso no existe dosis máxima ni mínima, pues su toxicidad depende de la frecuencia en el consumo, enfermedades coincidentes, predisposición genética, país de residencia o tensiones emocionales.
Bebidas alcohólicas y uso de tabaco o drogas.
Disolventes orgánicos presentes en el hogar, incluso en los jabones de cosmética o de ropa.
El cloruro de vinilo y muchos otros plásticos, entre ellos el PVC.
Las cintas de las máquinas de escribir, las fotocopiadoras, el tóner de las impresoras, los adhesivos para las moquetas, los antipolillas, los detergentes de las tintorerías.
Se sospecha que algunos fármacos también inducen cáncer, aunque no existen estudios concretos hasta después de muchos años de uso.
La tristeza, las depresiones y los conflictos emocionales intensos o continuados. También hay informes sin confirmar, sobre la falta de relaciones sexuales frecuentes.

Dieta:
Una alimentación vegetariana, baja en calorías y rica en antioxidantes, siempre ayuda a mejorar el estado general y disminuir la evolución de la enfermedad. Un ayuno a la semana, y una semidieta basada en vegetales y frutas, puede ser recomendable.
Es mejor comer poco varias veces al día, que las clásicas tres grandes comidas. Diariamente deberemos tomar una ensalada rica en antioxidantes a base de remolacha roja, apio

y zanahoria, para impedir la formación de radicales libres.

El mijo, la melaza, los productos lácteos acidificados (yoghurt, kéfir), son también importantes.

Los cereales integrales deben constituir la base de la alimentación y se suprimirán las carnes y los huevos, así como cualquier exceso de proteínas. Los berros, las alcachofas y la alfalfa, también son otros alimentos a incluir en la dieta.

Hierbas:

Muchas son las hierbas que se han probado con más o menos éxito contra el cáncer. El fracaso o el éxito del tratamiento depende esencialmente de lo precoz que sea. Las plantas medicinales se pueden y se deberían utilizar junto con los medicamentos, consiguiendo así una mejor eficacia por la terapia conjunta.

La hierba por excelencia es el Muérdago, sobre todo su extracto, el cual se ha utilizado con éxito en numerosos países de habla hispana. En algunos hospitales se administra inyectada directamente en el mismo tumor.

La Consuelda se utilizará en los tumores superficiales de piel, así como la Celidonia, pero nunca se administrarán oralmente.

Otras plantas de reconocida acción anticancerosa son: Cola de caballo, Capuchina, Bolsa de pastor (sobre todo cuando coexistan hemorragias) y las esencias de Ciprés y Clavo. En los tumores de mama se ha demostrado como muy efectiva la aplicación local de Vellorita, o el aceite de Onagra.

Cuando se sospeche que el cáncer ha sido originado por un conflicto emocional intenso, se recomiendan dosis continuadas de Hipericón.

Nutrientes:
Para reforzar el sistema inmunitario se aplicarán de manera sistemática el Própolis.
Se administrarán con preferencia las vitaminas A, C y E en dosis altas. También son útiles la lecitina, las vitaminas B-15 y B-17, y también la B-6, PP, PABA y cualquier compuesto a base de ácidos grasos.

Complementos:
Otras medidas importantes son la inmersión en agua caliente arcillosa, durante media hora, pero bebiendo líquidos en abundancia. El extracto de timo, un ligero ejercicio físico, la visualización (el enfermo se imagina a sí mismo curándose) y por supuesto el no aislamiento físico ni psicológico, son complementos necesarios. En los casos más graves, la familia o un psicólogo pueden proporcionar más bienestar al enfermo que cualquier medicación.

Homeopatía:
Puesto que la Homeopatía necesita para ser eficaz de un sistema inmunitario en buen estado, no se conocen aplicaciones eficaces en el tratamiento de esta enfermedad. En personas jóvenes se actuará sobre la sintomatología.

Oligoelementos:
Cobre-oro-plata, en tumores localizados.
Los oligoelementos a utilizar continuamente, alternándolos entre sí, son el selenio, el cromo y el magnesio. El Germanio también parece ser tiene acciones muy benéficas.

COLESTEROL

Sustancia grasa presente en todos los tejidos animales, sobre todo en sangre, bilis y glándulas suprarrenales. Es indispensable para el mantenimiento de numerosas funciones vitales y por ello debe estar presente en cantidades adecuadas en nuestro organismo.

Causas:

El exceso de colesterol no es una enfermedad en sí, sino una consecuencia o alteración del metabolismo graso. Las enfermedades que causa el exceso de colesterol son bien conocidas e incluyen las cardiopatías, la arteriosclerosis, afecciones biliares e hipertensión. Suelen estar disminuidas las cifras de colesterol en las lesiones hepáticas graves y en las intoxicaciones por metales pesados. Si las cifras descienden bruscamente, el pronóstico de enfermedad hepática puede ser grave.

Dieta:

El enfermo solamente deberá tratar el exceso, lo que implica un cambio radical en su modo de alimentarse. Tendrá que consumir pocas grasas animales, especialmente de mamíferos, y empezar a efectuar una alimentación lo más saludable posible, en la que no deben faltar los pescados azules como el salmón, atún, sardinas, boquerones o bonito.

Hierbas:

Hierbas con buen efecto sobre el metabolismo del colesterol tenemos al Muérdago, el Espino blanco, la Alcachofera, el Abedul, el Diente de león y la Cayena.

Nutrientes:
El ajo crudo o en cápsulas deberá utilizarse diariamente.
Otros alimentos a tener en cuenta son el alpiste, las berenjenas, los berros y las manzanas.
Además de los aceites de salmón, son importantes la lecitina, la alfalfa, el aceite de prímula y el de borraja.

Complementos:
Se recomiendan la colina, el inositol y la vitamina E.

Homeopatía:
Chelidonium 4CH, Carduus marianus 1CH.

Oligoelementos:
Entre los oligoelementos útiles son el cromo y el germanio.

DEPRESIÓN
Trastorno del humor que cursa con tristeza.

Comentarios generales:
Se considera que uno de cada cuatro individuos presentan habitualmente depresiones emocionales, siendo más frecuente en mujeres que en varones. La depresión es una reacción humana, normal, ante un problema de desaliento o situación adversa. El organismo trata de adaptarse rápidamente empleando sus recursos propios, pero con frecuencia es necesaria la ayuda de un especialista.

Causas:
Las depresiones por causas conocidas, como fallecimiento de un ser querido, regreso de las vacaciones, pérdida del

empleo, divorcio o frustración afectiva, son relativamente fáciles de curar, aunque la causa no se pueda corregir. Con el tiempo, el enfermo termina adaptándose a la nueva situación y puede soportar con entereza su tristeza.

Las depresiones endógenas, aquellas que nacen por causas orgánicas conocidas o no, son las más peligrosas y las que con frecuencia conducen al suicidio. Habitualmente se dan en personas sanas, con una vida familiar y laboral perfecta o soportable, pero que súbitamente se ven inmersos en un estado de tristeza imposible de controlar. En estos casos, suelen fracasar todos los razonamientos, aunque ello no quiere decir que se debe abandonar a su suerte a estos enfermos. Si tienen la desgracia de moverse en un entorno social y familiar que no les hace caso porque, según ellos, no tienen motivo para estar deprimidos, caerán en un estado de tristeza peligroso para su salud mental y física.

Las depresiones también tienen sus ciclos, más importantes en otoño, por la noche y en las horas de la madrugada, y pueden convertirse en crónicas y dificultar el buen rendimiento en el trabajo o el hogar. Son frecuentes el insomnio, la ansiedad, las crisis hipocondríacas, las fobias, los trastornos digestivos y la falta de apetito sexual.

El alcohol, las drogas y muchos medicamentos aparentemente normales, pueden provocar crisis reactivas muy serias e incluso episodios de esquizofrenia.

Entre los medicamentos que pueden provocar depresiones están los anticonceptivos orales, los derivados de la cimetidina y la retirada de las anfetaminas. En cuanto a las enfermedades que generan estados depresivos están: la gripe, neumonía, hepatitis, enfermedad de Addison, artritis reumatoide, esclerosis múltiple, parkinsonismo, traumatismos, tumores cerebrales, falta de sueño, carencia de vitamina B12 y demencia senil.

Hierbas:
La hierba por excelencia para cualquier tipo de depresión es el Hipericón, aunque tarde unos días en empezar a hacer efecto. También son útiles el Eleuterococo, la Avena y la Melisa.

Nutrientes:
El polen, la jalea real y los aminoácidos L-Tirosina y DL-Fenilalanina, tienen una efectividad bastante interesante en el tratamiento de fondo de todas las depresiones.

Complementos:
El fortalecimiento corporal mediante la práctica de un deporte no competitivo ayuda sensiblemente al restablecimiento del enfermo.

Homeopatía:
Ignatia amara 9CH, Natrium Muriaticum 5CH, Kalium Phosphoricum 6DH.

Oligoelementos:
El litio es el mejor remedio para evitar que entre en una fase crónica.

DIARREA
Eliminación frecuente de heces diluidas.

Causas:

La diarrea está presente en cualquier momento del año, en cualquier ciudad y puede ser padecida bruscamente por cualquier persona sana. Aunque trivializada y considerada como enfermedad menor, la rapidez con la cual se puede instaurar un cuadro grave de deshidratación, obliga a poner tratamiento inmediato.

La lista de enfermedades que pueden cursar con diarrea son, entre otras: enteritis, colitis, infecciones, parásitos intestinales, divertículos, cáncer, abscesos, tuberculosis, infecciones por salmonellas, gastroenteritis, colon irritable, anemias, esprúe, hepatopatías, antibioterapia y abuso de laxantes.

De cualquier manera, ante la duda, y para evitar las complicaciones graves que supone una diarrea aguda o crónica, el tratamiento deberá ponerse incluso aunque no sepamos la causa.

Dieta:

El cacao de bellotas, la manzana rallada, el arroz al vapor, así como los copos de avena crudos, serán los primeros alimentos a ingerir cuando el cuadro agudo haya cesado. Mientras tanto, solamente agua con un poco de sal y zumo de limón hasta que las evacuaciones empiecen a distanciarse o ser más compactas.

Hierbas:

Las hierbas especialmente útiles son: la Bistorta (la mejor de todas) y en su defecto el Tomillo, hojas de Arándano, Salvia, Salicaria, Orégano, o Manzanilla.

Nutrientes:
El zumo de limón y de zanahoria servirá para alternarlo con el agua de arcilla, siempre abundantemente diluidos en agua.

Complementos:
El remedio por excelencia es la arcilla, bien sea en cápsulas o mejor aún tomando gran cantidad de agua arcillosa, ya que así prevenimos la deshidratación. El carbón vegetal es también sumamente útil en caso de diarreas por envenenamientos o alimentos en mal estado.
Posteriormente, la levadura de cerveza, el Própolis, la Verbena y la Cola de caballo, afianzarán la curación.

Homeopatía:
Natrium sulfuricum, Thuja occidentalis. Si hay también vómitos, Croton tiglium, Cuprum aceticum.

Oligoelementos:
Bismuto 4CH.

Otros:
La reflexoterapia ha sido de gran ayuda en numerosas ocasiones, junto al tratamiento recomendado.

ESTREÑIMIENTO
Imposibilidad de eliminar las heces de modo fácil y frecuentemente.

Comentarios generales:

Aunque el organismo dispone de muchas formas de evacuar o eliminar todo aquello que no le es necesario y mucho más lo que le perjudica, (vías respiratorias, sudor, orina, linfa o lágrimas), la eliminación por vía rectal es casi siempre la más conflictiva.

Causas:

Las causas suelen ser básicamente tres: beber poco agua, no tomar alimentos ricos en fibra y no acudir al servicio al menos una vez al día. También, y muy importante, es la forma de sentarse en los inodoros habituales, con un diseño tan perjudicial que posiblemente sean la causa principal en el estreñimiento crónico.

El estreñimiento se comienza a generar en la niñez, ya que el niño siempre está demasiado ocupado jugando como para ir al servicio. Se aguanta una y otra vez, hasta que comienza así un circulo vicioso: las heces pierden volumen y líquido, el esfínter se hace poco sensible a la presión y las ganas de evacuar desaparecen. Esta actitud suele perpetuarse con el paso de los años y por ello el enfermo suele padecer su estreñimiento durante toda la vida.

Dieta:

Entre los alimentos útiles para corregir el estreñimiento tenemos las ciruelas secas puestas en remojo la noche anterior, los copos de avena cocidos, las alcachofas, las peras, las uvas y los higos secos. También son útiles los ajos, almendras, naranjas (en ayunas), cebollas, puerros, manzanas, semillas de lino, el melocotón y los cacahuetes.

Se prohibirán el chocolate, el té y el café, así como el exceso de carne, dando preferencia a una alimentación de tipo vegetal rica en fibra. Es igualmente importante beber mucho agua durante el día y especialmente con las comidas, pues así los alimentos estarán correctamente hidratados y pasarán sin problemas por todo el sistema digestivo.

Hierbas:
Hierbas correctoras o preventivas son la Malva, Fumaria, Fresno común, Diente de león, Violeta, Ajenjo, Albahaca, Alholva, Escaramujo, Serpol, Bardana, Menta y Salvia.

Para casos rebeldes se utilizarán con preferencia la Cáscara sagrada y la Frángula, ambas con una buena eficacia y apenas efectos secundarios. Se tomarán por la noche y si es necesario, una nueva dosis al levantarse.

Las populares hojas de Sen (Cassia angustifolia), son irritantes mecánicas del intestino y, por tanto, muy perjudiciales en tratamientos prolongados, ya que dejan inactivo al intestino, lo paralizan, y la atrofia consecuente suele degenerar en cáncer con mucha frecuencia. Están, por tanto, totalmente desaconsejadas y solamente se deberán tomar en emergencias, cuando la obstrucción sea considerable.

No obstante, ningún laxante, por suave que sea, se deberá tomar más de siete días seguidos.

Nutrientes:
El magnesio es el mejor mineral para mejorar el estreñimiento, aunque suele tardar cuatro o cinco días en hacer efecto. También son útiles el polen, la levadura de cerveza y el aceite de oliva crudo.

Complementos:

El salvado, así como el yogurt, pueden incluirse en la dieta diaria, pero solamente son eficaces en estreñimientos leves o a largo plazo. De cualquier manera, hay que tener en cuenta que el salvado, al acelerar el tránsito intestinal, también provoca la evacuación de nutrientes importantes. El salvado es útil en su estado natural, con los alimentos, pero cuando lo tomamos aislado no siempre estamos haciendo un bien a nuestra salud. Quitarlo de los alimentos para después recomendar tomarlo por separado es algo difícil de entender.

Homeopatía:

Sulfur CH6, Bryonia CH3, Nux vomica CH4, Graphites CH3, Magnesium muriaticum CH4, Lycopodium CH6, Natrium muriaticum CH3.

Otros:

De inmejorables resultados son los baños de asiento calientes, así como la reflexoterapia, siendo las medidas de elección en niños pequeños o personas debilitadas. No hay que olvidar beber mucho agua durante las comidas.

Es muy importante sentarse adecuadamente para realizar las deposiciones diarias. En este sentido, la ancestral letrina turca, un agujero practicado en el suelo, es el sistema ideal, aunque no el más cómodo. El cuerpo debe adoptar una posición en ángulo agudo para que el intestino quede en una posición favorable y los músculos del recto puedan efectuar la presión adecuada.

GASTRITIS

Inflamación y lesión de la mucosa gástrica.

Causas:

Los motivos por los cuales se suele producir una gastritis pueden ser de tipo exógenos, erosivos, o infecciosos.

Los motivos externos abarcan multitud de causas, entre los cuales están el consumo de alcohol, el tabaco, algunos medicamentos (especialmente los antiinflamatorios), alimentos muy calientes o condimentados con salsas picantes, alergias alimentarias, toxinas, infecciones gástricas o consumo excesivo de carnes.

La ingestión accidental de ácidos, sales de arsénico, mercurio, plomo, y las quemaduras, puede dar lugar a gastritis muy severas. De igual manera, las enfermedades eruptivas como el sarampión o la escarlatina, y las víricas como la gripe o la neumonía, también pueden ocasionar gastritis.

Dieta:

Eliminación de carnes, sustituyendo la mayoría de los alimentos por sopas templadas con copos de avena.

Alimentos muy adecuados son las acelgas, las peras, el zumo de col, la patata hervida al vapor o el jugo crudo, así como la leche de almendras y la lechuga. Todas las comidas se aderezarán con abundante perejil fresco. También son recomendables las zanahorias hervidas y la alcachofa, en una fase posterior.

Hierbas:

Hierbas útiles son el Diente de león, el Llantén y

Malvavisco, así como el Azahar si hay componente ansioso. El regaliz, en infusión o masticado, es un remedio tradicional muy eficaz.

Nutrientes:
Muy adecuados son el Própolis y la vitamina A.

Complementos:
Diariamente se tomará en ayunas agua arcillosa y si la gastritis es producida por algún alimento o producto contaminado se utilizará el carbón vegetal.

Homeopatía:
Antimonium crudum CH6, Arsenicum CH4, Belladonna CH4, Bismutum subnitricum CH3, Bryonia CH3, Chamomilla CH3, Ferrum phosphoricum CH3.

Oligoelementos:
Para estos tratamientos es aconsejable el manganeso.

Otros:
El tratamiento de la gastritis aguda ocasional implica el reposo en cama y la no-ingestión de comida alguna. Si el problema se agudiza se impone el ingreso en un hospital adecuado, ya que el mayor peligro está en la hemorragia.

HERPES SIMPLE
Erupciones cutáneas víricas que forman vesículas y descamaciones.

Causas:

Se piensa que el agente causante es un virus (Herpesvirus hominis), el cual se desarrolla cuando encuentra un terreno apropiado, como ocurre en caso de infección bacteriana o problemas emocionales.

La exposición excesiva al sol, la fiebre, así como algunos medicamentos, son otros causantes del desencadenamiento de la enfermedad. Los herpes de labios son normales después de un trabajo de ortodoncia o dental.

Las lesiones suelen picar y en pocos días aparecen las vesículas, las cuales al secarse forman costras amarillentas.

Las lesiones pueden aparecer en la boca, dentro o fuera, en los ojos y en los genitales. Al principio se nota solamente un ligero escozor o picor, apareciendo a continuación las pústulas de un tamaño entre 0,5 y 1,5 cm. Suele ser doloroso y permanece bastantes días en la piel, secándose por si solo. Aunque la curación puede ser total, las recidivas son muy frecuentes.

Si la infección es generalizada puede causar una viremia mortal, sobre todo en los lactantes. Si es producto de una complicación por un eczema, incluso puede ser grave también en los adultos. Al ser una enfermedad contagiosa debe evitarse el contagio. Una complicación habitual es la declaración de un eritema generalizado.

La curación empieza a los 7 días y suele completarse a los 21. Las complicaciones cursan con anorexia, fiebre, irritabilidad y úlceras dolorosas.

Dieta:

El apio y el ajo crudo son buenos remedios para evitar

recidivas.

Hierbas:
Localmente han dado buenos resultados las compresas de jugo de Berro, Fumaria, Borraja, Zarzaparrilla o Cardo santo. También se puede hacer una mezcla de las más interesantes. Internamente se tomarán infusiones de Damiana, Ulmaria, Avena y Melisa.

Nutrientes:
Es imprescindible la vitamina B-12. El Própolis por vía oral y la Jalea real, son otras buenas terapias de fondo igualmente necesarias.

Complementos:
De manera muy local se pueden dar toques con extracto de Própolis o Caléndula, ambos con muy buenos resultados.

Homeopatía:
Natrium muriaticum CH6, Kalium phosphoricum CH6, Silicea CH12.

Oligoelementos:
Se ha de utilizar Germanio orgánico.

Otros:
Esta afección se suele confundir con el Herpes Zoster, pero éste produce dolores mucho más intensos y se distribuye a lo largo de algún nervio. También hay que diferenciarlo de la varicela, la viruela, dermatosis con vesículas, erupciones por medicamentos y vulvovaginitis.

Los baños templados de algas son especialmente válidos cuando el mal está muy generalizado.
El tratamiento incluye evitar la acción del sol, el uso de jabones o gel y la relajación emocional. La humedad perjudica las lesiones.

HIPERTENSIÓN

Elevación de la tensión arterial sistólica y diastólica.

Comentarios generales:

La tensión arterial puede elevarse momentáneamente por una estimulación del sistema nervioso, ejercicio intenso, enfermedades renales o exceso de comida. En estos casos no se puede hablar de enfermos, sino solamente de alteración de la tensión arterial.

Causas:

Las causas de la hipertensión crónica no se saben con certeza y se piensa en la herencia, el exceso de sal común refinada, la mala función renal o suprarrenal, así como el endurecimiento de las arterias. Lógicamente, la ingestión de una gran cantidad de fármacos, entre ellos las cortisonas, el café, alcohol, alimentación muy rica en grasas y proteínas animales y estados crónicos de estrés e irritabilidad, son causantes bien claros de hipertensión crónica.

Otras causas que hay que tener en cuenta para que se declare una hipertensión, son las enfermedades renales como la glomerulonefritis, pielonefritis y riñón poliquístico, la toxemia del embarazo, el exceso de aldosterona, la poliarteritis, hipertiroidismo y trastornos del sistema nervioso central.

Dieta:

Alimentos recomendados son, en primer lugar, el arroz integral, el ajo crudo (imprescindible), el perejil y el limón. También son recomendables las peras, legumbres, ciruelas pasas, patatas, miel, plátanos, manzanas, soja, germen de trigo, alcachofas y puerros. Un régimen exento de carnes es imprescindible en la fase aguda. La sal común estará prohibida totalmente, aunque se puede sustituir por cantidades pequeñas de sal marina, sal de apio o sal de ajo.
No es recomendable comer avellanas, ni coles o derivados.

Hierbas:

En las hipertensiones primarias, sin complicaciones, las hojas de Olivo son el mejor tratamiento, ya que además de bajar las cifras altas, corrigen el exceso de colesterol, la hiperglucemia, y limpian poco a poco la arteria, dándola nueva elasticidad.
Otras hierbas también muy eficaces son el Muérdago y el Espino blanco, éste último imprescindible si existe riesgo de cardiopatías.
También se deberán tener en cuenta la Zarzaparrilla, y las hojas de Abedul, que se darán cuando se sospeche alteración renal.

Complementos:

Suplemento dietético adecuado es la lecitina y la Onagra.

Homeopatía:

Barium chloratum 5 CH, Barium iodatum 5 CH, Rauvolfia serpentina 9 CH, Viscum album 2 CH.

Oligoelementos:
Los oligoelementos que mejor resultado dan son el manganeso, el yodo, el potasio y el selenio.

Otros:
La obsesión por mantener la tensión arterial en unos límites estándar conduce en muchas ocasiones a un estado de ansiedad en el paciente que le producen a su vez un aumento de la tensión arterial. Del mismo modo, hay que tener en cuenta que en ocasiones el organismo se ve en la necesidad de subir la presión sanguínea para cubrir algún déficit circulatorio o carencia de oxígeno. Por tanto, la presión arterial deberá ajustarse a cada individuo en particular y nunca de manera generalizada. Una persona que no acuse ningún síntoma aunque tenga la tensión alta, posiblemente no deba ponerse en tratamiento farmacológico, aunque deberá vigilar su modo de vida.

Ahora ya existen estudios que demuestran que la sal marina sin refinar se puede añadir con moderación en las comidas, pues no parece tener una influencia negativa en el curso de la enfermedad, dependiendo la curación del tratamiento médico y de la dieta correcta.

JAQUECA
Cefalea, migraña
Dolor penetrante de cabeza que se presenta de forma periódica.

Causas:
Aunque se prefiere diferenciar el dolor de cabeza según la

sintomatología u origen del mal, en medicina natural se tratará de modo similar todas las modalidades que cursen con dolor de cabeza. Las causas son muy diversas e incluyen los problemas emocionales, alergias, infecciones, traumatismos, calor excesivo, ciertos alimentos como el chocolate, así como el alcohol, medicamentos y, con menos frecuencia, herpes, meningitis, y tumores. También puede darse por problemas gástricos, trastornos endocrinos, intoxicaciones crónicas, carencias nutritivas, estudios, luces intensas, cambios bruscos de temperatura, exceso de trabajo, y estrés. Se puede declarar a cualquier edad, incluso en niños recién nacidos, y la mujer la padece con más frecuencia.

Dieta:
Las alcachofas son buenas ayudas de fondo. No hay que ingerir alimentos que contengan cafeína o teobromina.

Hierbas:
La toma diaria de Melisa, Mejorana y Espliego suele aliviar la mayor parte de las jaquecas. Otras hierbas utilizadas son el Romero, Sauce, Tila, Valeriana, Fumaria, Trébol de agua, Ulmaria, Espino blanco, Hierba Luisa y Milenrama.
El Hisopo en las jaquecas de origen alérgico y la Vincapervinca en las cerebrales, se darán junto a las dos primeras.

Complementos:
Las vitaminas A y B-1.

Homeopatía:
Iris CH3, Digitalis CH1, Nux vomica CH6, Belladonna CH6, Aconitum CH3, Gelsemium CH3, Spigelia CH4, Pulsatilla CH4.

Oligoelementos:
La jaqueca simple requiere la administración de Manganeso-cobalto, o Manganeso sólo.
El Litio en presencia de alteraciones nerviosas y el Azufre cuando sospechemos problemas hepáticos, serán el tratamiento complementario.

Otros:
La esencia de limón puesta debajo de la lengua suele ser un remedio rápido y sumamente eficaz en las crisis, lo mismo que la aplicación en la frente de compresas frías de Salvia, procurando un ambiente libre de ruidos y luces.

OBESIDAD
Acumulación excesiva de grasa en el tejido adiposo.

Causas:
Se ha mencionado la herencia como factor más determinante, aunque lo cierto es que se heredan más frecuentemente los malos hábitos alimentarios, que la obesidad en sí. Entre las causas más conocidas están:

- Factores sociales, especialmente en mujeres. Se declara por igual en todas las clases económicas.
- Factores endocrinos y metabólicos.

- Factores psicológicos unidos a depresiones y pérdida de la autoestima. Hostilidad y desprecio hacia uno mismo con tendencia hacia la autodestrucción.
- Factores genéticos con un 80% de probabilidades si ambos padres son obesos.
- Factores del desarrollo, debidos al aumento del tamaño y número de adipocitos.
- Actividad física disminuida, especialmente en antiguos deportistas.
- Lesiones cerebrales.

En un principio se vio como culpable la excesiva ingesta de hidratos de carbono y posteriormente a las grasas, pero si tenemos en cuenta el aumento de los obesos en el total de la población, a pesar de que se creen conocer las causas, el motivo no debe ser tan simple. Incluso se ha demostrado que las proteínas también se transforman en materia grasa y que las grasas de procedencia vegetal no crean obesidad.
También es frecuente que existan personas que engordan con apenas 1500 calorías por día y otras que consumiendo por encima de las 4000 no ganan peso en absoluto.

Dieta:
La mayoría de las veces el tratamiento es decepcionante, ya que aunque se consiga bajar de peso suprimiendo la ingesta de calorías, el obeso vuelve a comer al cabo de poco tiempo ya que la desnutrición le persigue. Mantener un régimen pobre en calorías, entre 1.000 y 1.800, durante algunos meses, es la mejor manera de contraer enfermedades serias a medio plazo. Los regímenes hipocalóricos son buenos

durante períodos cortos, quizás solamente de fines de semana, pero nunca son recomendables más allá de un mes. Lo ideal es que la persona en cuestión modifique poco a poco sus hábitos de vida y realice una actividad física diaria y moderada. No hay manera de corregir definitivamente la obesidad con cambios bruscos, ni dietas drásticas. Cuando la obesidad se ha generado durante años, son necesarios bastantes meses para corregirla.

Hay que beber solamente agua o con zumo de limón, no consumir productos refinados y utilizar los integrales, no comer carne de cerdo ni de cordero, y la fruta mejor tomarla entre horas y nunca de postre. También es recomendable realizar al menos un día a la semana un ayuno parcial consumiendo solamente piña, fresas o zumo de limón y pomelo.

Por supuesto, comer carne a la plancha no adelgaza en absoluto, como tampoco es recomendable suprimir la sal y los hidratos de carbono. Las grasas vegetales deben seguir presentes en la dieta, puesto que son imprescindibles para la salud. Bajo ningún concepto hay que seguir ciertas dietas consistentes en comer solamente carne de cerdo y embutidos (con el fin de provocar una cetosis), ya que la salud se resentirá en un plazo corto. Nunca se deberán suprimir las frutas y verduras.

Hierbas:
Entre las hierbas de reconocida acción tenemos a la familia de las algas, entre ellas la Espirulina, Fucus, Laminarias y Kelp, las cuales se deberán tomar con preferencia una hora antes de las comidas con abundante agua. Suelen producir sensación de saciedad, constituyen un alimento muy

completo, aportan yodo que estimula el tiroides y actúan sobre el centro hipotalámico del apetito frenándolo, sobre todo la Espirulina.

Otras plantas medicinales de buena reputación son: la Malva, los estigmas del Maíz, el Abedul, la Cola de caballo, los rabos de Cereza, el Marrubio, el té de roca, la Ulmaria, el Hinojo, la Ortiga verde y la Albahaca.

Nutrientes:

El regaliz y el zumo de zanahoria, así como los guisantes, el pomelo, el perejil y la piña, son alimentos de buena fama como adelgazantes. La vitamina B-2 y los aminoácidos Tirosina y Fenilalanina, son otros buenos auxiliares a largo plazo.

Complementos:

Localmente se pueden dar masajes con aceite de Enebro, Geranio y Ciprés, o ponerse compresas de Hiedra o Fucus.

Homeopatía:

Fucus vesiculosus 2 DH, Thyreoidinum 4CH.

Oligoelementos:

Entre los minerales adelgazantes tenemos el yodo, calcio, magnesio y cromo. Mezcla muy adecuada de oligoelementos es la asociación Zinc-níquel-cobalto.

Otros:

El obeso debe definirse en el espejo y nunca en la báscula, ya que si no lo hacemos así consideraremos obeso a un culturista y delgado a un maratoniano. Las tablas relativas a peso/altura no son adecuadas y es la persona afectada quien debe decidir si está obeso o no. Mientras su aspecto sea homogéneo y hasta cierto punto esbelto, no debe considerarse obesa y dejar este término para casos de auténtica desproporción entre las diferentes partes de su cuerpo. Si el abdomen no es prominente, la cintura existe y las nalgas no acusan un volumen desproporcionado, nunca deberemos hablar de obesidad y solamente lo haremos de exceso de peso con respecto a un patrón estético.

Mucho más rebeldes y preocupantes son las obesidades localizadas, ya que la persona puede estar aparentemente delgada y poseer abundante materia grasa en alguna parte de su cuerpo, como suele ocurrir en las nalgas, muslos o vientre. Si a esto añadimos la celulitis, el deterioro estético es enorme y puede amargar la vida a quien lo padece.

PROSTATITIS
Hipertrofia de próstata
Aumento del tamaño de la próstata.

Causas:
No se conocen las causas exactas, pero el hecho de que se declaren con más frecuencia a partir de los 60 años, e incluso algo antes, puede indicar un proceso degenerativo o cambio hormonal similar a la menopausia femenina. En la mayoría de los enfermos se desarrolla un aumento del volumen de la próstata, frecuentemente benigno, que da lugar a una compresión del tejido prostático, lo que origina irritabilidad en la vejiga y obstrucción del paso de la orina. En ocasiones se desarrolla un carcinoma de crecimiento lento el cual llega a alterar incluso los huesos próximos.

Cuando hay obstrucción prostática es habitual que se produzcan cálculos, infecciones, hematuria, hipertensión y uremia

Indudablemente una vida insana con alcohol, comidas fuertes y picantes, producirá una hipertrofia más grave y temprana que en otras personas que lleven una vida saludable. Las relaciones sexuales frecuentes y completas ayudan a evitar las prostatitis. El coito interrumpido es una causa frecuente de anomalías prostáticas e incluso de carcinomas.

Dieta:
Las comidas se pondrán con abundancia de perejil crudo.

Hierbas:
Se tomarán también tres infusiones de Sabal serrulata, Ortiga blanca, Cola de caballo e Hipericón, reforzadas con Grama y Gayuba en caso de que haya infección. Son de buen resultado también la Damiana, Milenrama, Castaño de indias y esencia de Ciprés, ésta última aplicada mediante reflexoterapia. Las infusiones de Eleuterococo son igualmente de buena ayuda.

Nutrientes:
El tratamiento naturista suele dar buenos resultados en los casos simples y consiste en la toma cotidiana de pipas de calabaza crudas y polen.

Homeopatía:
Pulsatilla CH3, Sepia CH6, Belladonna CH3.

Oligoelementos:
Los oligoelementos zinc-cobre son imprescindibles, así como el selenio y quizá el cobalto. Posteriormente se pueden alternar con manganeso y magnesio.

Otros:
Tomar alimentos salados o muy condimentados agudizarán los trastornos, lo mismo que retener la orina demasiado tiempo o beber alcohol. El estancamiento cotidiano de la orina y la permanencia excesiva en cama aumentan los problemas.
Para aliviar los síntomas se utilizará un asiento duro, así como evitar el frío. La reflexoterapia es aquí de gran ayuda, ya que contribuye a quitar el dolor y a bajar la inflamación.

RESFRIADO COMÚN
Infección de las vías respiratorias superiores de naturaleza vírica.

Comentarios generales:
Cualquier tratamiento que usted pruebe contra el resfriado común tendrá mayores oportunidades de funcionar si empieza el tratamiento en los comienzos de la enfermedad, cuando note los primeros síntomas. Una vez que la enfermedad está diseminada es más difícil, pero no imposible, librarse de ella.
La sintomatología empieza por cosquilleo en la nariz y la garganta, estornudos y abundante secreción nasal que obstruye la nariz. No hay fiebre, aunque es normal la sensación de frío generalizado, quizá escalofríos y en algunos casos cansancio. La mucosa nasal se congestiona,

está inflamada, y la respiración se hace difícil por vía nasal. Las complicaciones abarcan la inflamación de los senos nasales, la otitis media y laringitis o amigdalitis.

Causas:

Esta anomalía típica de los meses invernales es de tipo vírico, estableciéndose que puede ser originada por casi 100 tipos diferentes, lo que hace ineficaces las vacunas. Es frecuente que se desarrollen posteriormente infecciones bacterianas oportunistas que complican la levedad de la enfermedad. Al revés que otras enfermedades víricas estacionales, su padecimiento no confiere inmunidad y suele desencadenarse en individuos predispuestos o que están expuestos a agentes irritantes, como es el humo de tabaco.

Los comienzos del resfriado son similares al sarampión, meningitis, tos ferina o gripe, por lo que no habrá que descuidar el tratamiento. La fiebre del heno también produce síntomas similares, aunque la frecuencia de los estornudos - mayor en las alergias- debe darnos el diagnóstico preciso.

En los niños puede haber fiebre de hasta 39 grados, faringitis y traqueítis, con opresión torácica. En los casos complicados hay tos seca sin esputos, y se puede declarar posteriormente una bronquitis purulenta o un brote asmático.

Dieta:

Evite tomar alimentos productores de mocos, como los productos lácteos, hasta que la enfermedad haya terminado.

Para cortar rápidamente la secreción da buen resultado la cocción de cebolla en agua y la infusión de flor de Saúco. Con el fin de provocar una buena sudación lo mejor es el limón con miel, templados. Son muy útiles los higos secos, los puerros, la alfalfa y las cápsulas de ajo crudo.

Complementos:
De nuevo, suelen funcionar bien si se toman al principio. Casi todos los profesionales recomiendan 1000 mg de vitamina C al menos dos veces al día, preferentemente con extracto de semilla de uva. Ciertamente, si usted toma más vitamina C que la necesaria el cuerpo pierde la habilidad de absorberla y deberá eliminarla por riñón, por lo que necesita tener su sistema renal en perfectas condiciones. También, se recomienda tomar 25 mg de cinc y cobre, tres veces al día.
El Própolis se utilizará si hay riesgo de complicación bacteriana o en pacientes debilitados y con pocas defensas.

Hierbas:
La Echinácea es uno de los mejores remedios. También se pueden emplear cualquiera de las plantas siguientes o una mezcla de ambas: Hidrastis, Agrimonia, Ajenjo, Escaramujo, Llantén, Tomillo (imprescindible si hay fiebre) o Eucalipto. Si hay tos se tomará Drosera, Gordolobo y Tusílago.

Otras medidas:
El enfermo guardará cama en un ambiente cálido y cómodo, pero no se emplearán ambientadores basados en humidificadores puesto que pueden agravar el mal en pocas horas. Tampoco se emplearán inhaladores nasales, descongestivos ni antibióticos, salvo decisión expresa del médico.
Es imprescindible mantener al enfermo abrigado,
69

especialmente en los pies. Si la obstrucción nasal es intensa se puede lavar la nariz con agua templada ligeramente salada. Los vahos con hierbas balsámicas y los baños de pies con agua caliente enriquecida con esencia de pino o Eucalipto, suele dar resultados muy satisfactorios.

Homeopatía:
Pulsatilla CH4, Ferrum phosphoricum CH6, Kalium phosphoricum CH6, Natrium phosphoricum CH6.

Oligoelementos:
La plata Coloidal o la mezcla Cobre-oro-plata, puede ayudar durante la época de frío.

VARICES
Venas dilatadas, generalmente las superficiales.

Causas:
De las tres venas con válvulas que se encuentran en las piernas, las profundas, las perforantes y las superficiales, las más afectadas son las superficiales y son las causantes de que las otras dos terminen igualmente afectadas.

Los síntomas no guardan relación con el grado de enfermedad, puesto que hay varices asintomáticas que están muy afectadas.

El motivo principal lo tenemos en los zapatos con un tacón superior a dos centímetros de alto, el cual tensa los músculos gemelos impidiéndoles relajarse. Este efecto continuado estrangula las venas más superficiales, las dilata e impide que sus válvulas puedan trabajar e impulsar la sangre hacia arriba.

Otra causa habitual son los baños de sol en las pantorrillas, las medias con liguero, permanecer sentados con las piernas recogidas o estar en pie mucho tiempo.

Finalmente, la pared venosa puede estar alterada por una mala función hepática, por beber poco agua o por una alimentación rica en grasas animales y pobre en frutas.

Las embarazadas, las personas obesas o muy altas, así como las que padecen de ascitis o tumores abdominales, suelen ver agravado con mayor frecuencia su problema de varices.

Dieta:
Hay que evitar las comidas ricas en grasas animales.

Los alimentos que favorecen la curación son el ajo crudo, el perejil, los pimientos verdes y los cítricos, así como la cebolla y la col. Es importante mantener la función biliar y hepática en buenas condiciones, por lo que se tomarán habitualmente alcachofas, escarola, achicoria, y endibias.

Hierbas:
Entre las hierbas de reconocida validez tenemos al Ginkgo biloba, Brusco, Castaño de indias y Ciprés, este último en forma de esencia. También son de gran ayuda la Milenrama que ayuda a quitar rápidamente la fatiga muscular y el Hipericón en caso de que se agraven por problemas menstruales.

Como hierbas complementarias tenemos al Harpagofito si hay inflamación, el Cardo Mariano en las enfermedades hepáticas, la Salvia en las menstruaciones, la Cola de caballo si hay edemas y el Arándano si existe fragilidad capilar.

Localmente es muy útil el Hamamelis, las compresas de

Bardana, las Yemas de Pino y los baños fríos de Romero.

Nutrientes:
Vitaminas C y P, flavonoides.

Complementos:
Frutos del Arándano

Homeopatía:
Hamamelis CH2, Arnica CH6, Cardo mariano (tintura madre), Lycopodium CH3, Calcium fluoratum CH12, Silicea CH12, Ferrum phosphoricum CH6.

Oligoelementos:
El Manganeso-cobalto, el flúor, el silicio y el litio.

Otros:
El tratamiento debe ir unido a ciertas medidas físicas, como no permanecer de pie largo tiempo, no apoyar el peso sobre una sola pierna cuando hablamos, no poner una pierna sobre la otra cuando estamos sentados, no flexionar las piernas hacia dentro sentados, evitar llevar zapatos de tacón alto y medias o calcetines que compriman los músculos. Por el contrario, alivia bastante poner las piernas en alto varias veces al día, dormir con los pies algo más altos que la cabeza y caminar descalzo sobre suelo frío o sobre césped (mucho más si hay rocío). También es conveniente realizar masajes ascendentes en la pantorrilla o darse baños de pies y pantorrillas con agua fría.

Por supuesto, los baños de sol están totalmente contraindicados.

CAPÍTULO 5

Una alimentación saludable

"Que los alimentos sean tu única medicina" (Hipócrates)

Como humanos, nosotros comemos alimentos de la escala más alta en la cadena alimenticia, lo que constituye un error que ocasiona no pocas enfermedades por incompatibilidad. En la medida en que un alimento está más próximo a nuestra escala evolutiva así es de perjudicial, como lo demuestran los trasplantes de órganos humanos, las transfusiones sanguíneas y hasta comer carne de mamíferos. El ser humano debería ingerir preferentemente alimentos muy alejados de esta escala, aunque aquellos que están algo más próximos, como los productos del mar, también son recomendables. Solamente debería evitar aquellos alimentos que procedan de otro ser humano, de los primates y, en tercera instancia, de los mamíferos.

Para comprender esto de la escala evolutiva alimentaria, esta es la relación de organismos vivos que pueden aportar comida para los humanos. En la medida en que un alimento se aproxima más al hombre, menos recomendable es:

1. Zooplancton (incluidas las algas)
2. Semillas
3. Vegetales (incluidas las raíces)
4. Animales marinos (especialmente de agua salada)
5. Insectos (especialmente sus productos, como la miel)
6. Anfibios

7. Aves (también los huevos)
8. Mamíferos (y sus derivados como la leche)
9. Primates
10. Hombre

Una buena dieta debe aportar los elementos nutritivos que se necesitan en ese momento, además de prevenir enfermedades y curar las establecidas. Tradicionalmente, los nutricionistas han dicho: "Hay que comer una dieta variada, con muchos tipos diferentes de comidas, y así conseguirá los nutrientes que necesita". Esto significa que hay que comer muchas frutas frescas, de la estación, verduras, ensaladas, cereales integrales, legumbres y un poco de pescado y pollo. Los productos lácteos no son imprescindibles y probablemente den lugar a intolerancias gástricas y alergias.

Los seres humanos no solamente necesitamos los nutrientes obtenidos de nuestra comida para mantener la salud, sino que los alimentos deben cumplir otras funciones esenciales, además de aportarnos los nutrientes que necesitamos diariamente.

Ya sabemos que mediante la comida logramos suministrar a nuestro organismo la mayor parte del agua necesaria, además de una cantidad considerable de fibra no absorbible. Pero esto nos llevaría a la conclusión errónea, bastante generalizada, de que cualquier alimento que proporcione todos estos elementos sirve para mantener nuestro organismo con vida, lo que no es cierto.

Un alimento sufre ciertas transformaciones cuando se le procesa, no solamente industrialmente, sino en los hogares, del mismo modo que se originan no pocos procesos químicos en su interior durante el envasado, conservación y transporte. Este hecho importante nos lleva ya a diferenciar a un mismo alimento según sea en origen y cómo llegue finalmente hasta nuestros estómagos, puesto que en ocasiones convertimos un alimento saludable en algo sumamente perjudicial.

También es importante insistir en que el ser humano no necesita en absoluto comer alimentos procedentes de otros animales y muy especialmente de los mamíferos. Los productos que nos proporciona la tierra son suficientes para cubrir nuestras necesidades nutritivas y al mismo tiempo darnos un estado de salud óptimo. Si bien es cierto que nada ni nadie nos puede asegurar la salud ni la longevidad, las probabilidades de enfermar y con ello deteriorar nuestra calidad de vida son mucho mayores con la alimentación de mamíferos que con la vegetal. Mientras que la alimentación cárnica genera una larga serie de trastornos y enfermedades ampliamente demostradas, nadie cuestiona lo saludables que son los alimentos vegetales.

Como resumen, y asumiendo el postulado de Hipócrates, un alimento no solamente debe aportarnos los nutrientes que necesitamos, sino que debe ser capaz de restablecer nuestra deteriorada salud mediante su ingestión y, muy especialmente, no hacernos enfermar por su consumo cotidiano. En estos dos aspectos es donde la Medicina Natural gana credibilidad, pues para nosotros un alimento es con frecuencia un medicamento inocuo y eficaz.

LIMPIEZA Y CONSERVACIÓN DE LOS ALIMENTOS

La mayoría de los alimentos vegetales se tienen que lavar antes de su consumo, incluso aquellos que tienen cáscara, pues de no hacerlo así podemos conservar en nuestras manos durante bastante tiempo microorganismos perjudiciales para la salud. Y si el alimento lo vamos a comer entero no es solamente la tierra que pueda estar adherida lo que debe preocuparnos, sino toda la suciedad que puede existir en el proceso de manufacturación.

Un alimento puede estar contaminado por su contacto con el aire (no siempre las plantaciones están en lugares lejanos de las ciudades), porque encima de ellos se hayan posado insectos, pájaros o parásitos, los cuales pueden haber dejado ahí sus excrementos o porque han sido elegidos por otros animales para refugiarse, restregarse o comerlos.

Después un alimento puede ser recolectado a mano o con maquinaria especial, lo que lógicamente puede ser otra fuente imprecisa de contaminación. Posteriormente pasará a las cadenas de envasado, blanqueado o pulido y quizás barnizado, en donde es probable que pierda las sustancias perjudiciales que llevaba consigo o que aumenten.

Si son alimentos perecederos, pueden seguir dos caminos: o se envían directamente a los mercados o se conservan en cámaras especiales; tanto uno como otro pueden incidir negativamente en la salubridad. Si son enviados directamente a los mercados tendrán que ser envasados, quizá al aire libre, metidos en camiones y nuevamente depositados en otro gran mercado. Allí acudirán cientos de personas, con sus vehículos contaminantes, sus problemas de salud personales (¿quién está libre de tener alguna enfermedad?) y cargarán los alimentos en vehículos que deberán atravesar calles fuertemente polucionadas. Cuando por fin llegan al mercado nos encontramos con un lugar densamente concurrido, en donde es frecuente que se fume, se tosa y se estornude. Pero si el alimento ha conseguido escapar hasta entonces de las garras de la contaminación aún le queda mucho camino que recorrer para llegar inmaculado al estómago del ciudadano.

Metido en bolsas de plástico recorrerá las calles y será depositado finalmente en la cocina, con suerte, y cocinado inmediatamente, aunque lo más probable es que se guarde en frigorífico a la espera de ser consumido algún día. La descongelación, el cocinado, y la conservación posterior serán las últimas pruebas a las que se verá sometido.

En el supuesto que el alimento no llegue rápido al consumidor hay que conservarlo industrialmente y para ello entran en juego los aditivos, los conservantes, los estabilizadores y los antioxidantes, entre otros.

¿Existe todavía alguna duda de que los alimentos hay que lavarlos concienzudamente antes de comerlos?.

Recomendaciones

Si sumergimos los productos vegetales en agua durante cortos períodos la pérdida de nutrientes será menor que si los sumergimos largo tiempo. Por tanto, es mejor lavarlos cinco veces seguidas durante un minuto cada vez, en lugar de meterlos en agua durante cinco minutos continuados.

Es mejor lavar los alimentos enteros evitando hacerlo cuando están cortados, ya que en este caso la pérdida será mucho mayor.

Si cogemos los productos directamente de la huerta bastará el simple lavado superficial para quitarles la tierra que pueda haberse quedado pegada. Hay que procurar no quitar la cáscara externa de los vegetales y comerlos íntegramente ya que allí es donde están concentradas la mayor parte de las vitaminas. Si se hace necesario pelarlos quitaremos solamente la parte imprescindible.

Los vegetales de hoja verde conservan las mejores propiedades precisamente en las hojas externas, las más verdes y grandes, ya que las del interior son poco nutritivas al carecer de clorofila y no haber recibido apenas la luz solar. Desgraciadamente, la mayoría de la gente desprecia las hojas externas y las tira. Solamente se deben desechar las partes golpeadas, de color diferente al resto, duras, marchitas o que hayan sido comidas por los insectos o pájaros.

Si desea almacenarlos algún tiempo no los corte, ya que enteros se conservan mucho mejor. Las frutas deberá dejarlas a la temperatura ambiente, ya que la mayoría de ellas se adquieren todavía un poco verdes y así madurarán mejor. Como ejemplo, las frutas que aguantan más tiempo sin estropearse son: las manzanas, melones y los cítricos, los cuales pueden durar hasta 7 días a temperatura fresca. Los albaricoques, plátanos, uvas, melocotones y ciruelas, se conservan durante 5 días. Finalmente, apenas duran uno o dos días las fresas, las cerezas y los higos frescos.

Las hortalizas que mejor aguantan el almacenaje son las que están duras y sanas, y las que ofrezcan dudas deben ponerse en el frigorífico en bolsas de plástico. Las que más aguantan son las patatas y las cebollas, las cuales pueden durar varios meses en un lugar seco. Después están la remolacha, las zanahorias, los rábanos y las coles, con una duración de dos semanas. Le siguen las judías verdes, coliflor, los pepinos, el apio, los pimientos verdes y los tomates maduros, los cuales aguantan apenas 5 días. Para final tenemos los espárragos, el brécol, las lechugas, las espinacas, los champiñones y las coles de Bruselas, con una duración inferior a los dos días.

EL COCINADO

Esto es lo que **no** debe hacer :

- Raspar, cortar, trocear o lavar los alimentos excesivamente.
- Poner demasiada agua para cocinar.
- Calentar la comida varias veces.
- Tirar el agua de la cocción.
- Cocinar con demasiada temperatura.
- Poner lo que sobre en el frigorífico.

DIFERENTES MODOS DE COCINAR

Los vegetales hay que cocerlos casi siempre con poca agua pero la suficiente para evitar que se quemen o se peguen a la cazuela, al mismo tiempo que se debe disponer de una tapadera que impida pasar los aromas y el vapor.

Las hortalizas se ponen con el agua hirviendo para reducir la pérdida de las vitaminas, aunque esto no puede evitar que se pierdan la mayoría de las vitaminas C y B. Si disponemos de olla a presión es mejor cocerlas así ya que la pérdida es menor, al mismo tiempo que conservamos el sabor y no se deteriora el aspecto.

Para cocerlas sin agua, en su propio jugo, o bien se ponen en ollas especiales que no permiten la salida del vapor o se hace a fuego muy lento. El método de cocer al vapor es quizá uno de los mejores ya que el agua no está nunca en contacto con los alimentos y apenas hay pérdidas de nutrientes. Para ello se ponen las verduras en un cestillo perforado que no toque el agua.

Otros métodos de preparar los alimentos vegetales incluyen el aceite, el cual puede ser en gran cantidad, como cuando freímos patatas, o con muy poca cantidad de aceite para rehogarlas simplemente. Otro sistema mixto consiste en rehogar las verduras en muy poco aceite a altas temperaturas, reducir la temperatura y añadir agua para que terminen cociéndose.

En la actualidad se está imponiendo de manera decisiva el cocinado con microondas ya que es más limpio (genera pocos humos), bastante rápido y hay muy poca pérdida de nutrientes. No obstante, los alimentos se suelen cocer bastante en su propio jugo y el sabor no siempre gusta. Para remediarlo se incluye un grill que produce un dorado externo, con lo que el sabor y el aspecto es bastante aceptable.

UNA BUENA DIETA

Alimentos especialmente recomendables para la salud

AJO

Composición:
Aceite esencial con disulfuro de alilo, alina, alisina, vitaminas A, C y nicotinamida.
También hierro, fósforo, calcio, proteínas y carbohidratos.

Propiedades:
Sus propiedades terapéuticas son muchas y muy importantes, y abarcan desde la arteriosclerosis, los zumbidos de oído, la hipertensión y la expulsión de parásitos intestinales. Tiene un potente efecto antibiótico, es sudorífico, energético y en la antigüedad se empleaba con éxito para tratar las mordeduras de serpientes, de escorpiones y de los mosquitos.
Se le han encontrado efectos curativos además en la fiebres tifoideas, asma, bronquitis y diabetes.
Para que sea eficaz hay que ingerirlo crudo, aunque si el efecto sobre el aliento es muy intenso se puede atenuar con algo de perejil. De todas maneras, en el comercio existen cápsulas de ajo pulverizado o solamente a base del aceite, las cuales se absorben en el intestino y apenas se nota en el aliento.
Localmente se emplea para curar la piorrea, fortalecer las encías y los dientes, aunque para ello es obligado masticarlo o, en su defecto, comer tostadas de pan con ajo, tomate, aceite y perejil.

Se le han reconocido también importantes efectos antirreumáticos, aunque hay que tomarlo bastante tiempo ya que su utilidad es como curativo, no como antiinflamatorio. Actúa también como un eficaz fluidificante de la sangre, lo que es de gran utilidad cuando existe riesgo de trombosis o arteriosclerosis.

ALBARICOQUE

Composición:
Muy rico en vitamina A, hierro y cobre.
En el hueso se encuentra la preciada vitamina B-15 (ácido pangámico), la cual se considera la fuente de la eterna juventud.
También contiene potasio.

Propiedades :
El fruto, por su riqueza en vitamina A, es adecuado para mejorar la visión nocturna y disminuir la sensibilidad a los deslumbramientos. También mejora la pigmentación cutánea por su riqueza en carotenos.
De la nuez triturada se extrae la vitamina B-15 la cual nos puede servir como antidepresiva, rejuvenecedora y como ahorradora de oxígeno. Esta acción es útil en disneas, insuficiencia pulmonar, asma y apneas nocturnas y entrenamiento aeróbico intenso. Es un buen energético y mejora el riego cerebral sanguíneo.
Es astringente si se toma fresco y laxante cuando está seco.
El albaricoque es un eficaz antianémico, mejora los intestinos delicados, el raquitismo, la falta de apetito, los

problemas del sueño y si se come con la piel es laxante. Estimula el crecimiento infantil y mejora las depresiones. Con el zumo se puede hacer una buena crema para el cutis.

ALCACHOFAS :

Composición:
Fósforo, calcio, hierro, manganeso e inulina.
Principio amargo, mucílagos, enzimas (amilasa, invertasas, catalasas, oxidasas, cinarasas, ascorbinasas).
Vitaminas A, B-1, B-2 y C.

Propiedades :
Son muy populares sus propiedades para restaurar las funciones de hígado y vesícula, aunque para ello son mucho más eficaces las hojas y el tallo, los cuales por desgracia se eliminan porque son muy amargos. De todas maneras, los frutos conservan parte de sus propiedades curativas y nos ayudarán a eliminar cálculos biliares, mejorar el apetito de los niños y estimular ligeramente los riñones por su efecto diurético.
Es depurativa, digestiva y no engorda.
El zumo preparado en licuadora es especialmente terapéutico, aunque algo amargo, por lo que se recomienda mezclarlo con zanahorias o zumo de remolacha.
Es colerética, mejora las dispepsias, las flatulencias, la albuminuria crónica, las anemias postoperatorias y la arteriosclerosis.
Favorece la oxidación de los carbohidratos.

ARROZ

Composición:
La modalidad integral contiene en su cascarilla vitaminas del grupo B y cerca de doce minerales. Una vez refinado se convierte en un alimento energético, muy digestivo, pero sin las propiedades nutritivas que tenía antes.
Contiene por cada 100 gramos 357 calorías, 7.2 proteínas, 1.5 grasas y 77.6 de carbohidratos.
En el comercio encontramos un arroz integral muy digestivo al que se le ha eliminado la cascarilla de paja que le envuelve, muy rica en sílice pero indigesta, conservando la cutícula exterior que es la más nutritiva.
El arroz blanco contiene poco más que féculas.

Propiedades :
Con un valor nutritivo igual al trigo y tres veces más alto que las patatas, constituye uno de los alimentos básicos para cualquier dieta. Se tolera perfectamente a nivel gástrico, es muy energético y su metabolismo no genera enfermedades ni toxinas.
Mejora la hipertensión (solamente el integral), las hepatopatías y las diarreas moderadas. Facilita un embarazo y parto óptimo, siendo muy adecuado para dietas libres de colesterol y ácido úrico.

AVELLANA

Composición:

Es muy rica en grasas insaturadas, hidratos de carbono y ácidos orgánicos. Contiene vitaminas A y B, calcio, magnesio, fósforo, hierro, potasio y sodio.

Propiedades :
Aunque son difíciles de digerir y hay que masticarlas largamente hasta convertirlas en papilla, su riqueza en grasas vegetales las hace muy adecuadas como alimento calórico de reserva en invierno. Son adecuadas como nutriente en el embarazo, en el crecimiento infantil y en la diabetes.
Es reconstituyente y está indicada en procesos tuberculosos, hepatitis y en la vejez.
Tiene efectos diuréticos, mejora las varices y la patología venosa, especialmente las hemorroides.

AVENA

Composición:
Contiene potasio, azufre, fósforo, sílice y proteínas (35%), además de hierro, calcio, magnesio, vitaminas B, C y D, así como carotenos. Hay proteínas, glucósidos, enzimas, almidón.
También se encuentran saponinas con efectos antibacterianos, pectinas y ceras.

Propiedades :
Con fines medicinales se emplean los granos y en menor medida la paja.

Es un extraordinario alimento, bien tolerado por estómagos sensibles, incluidos los niños, por lo que puede ser ingerido incluso por personas recién operadas del estómago.

Mejora las úlceras gastroduodenales, el colon irritable y las gastritis, ejerciendo un discreto efecto laxante muy apropiado para bebés. Es un extraordinario energético de efecto inmediato y tonificador del sistema nervioso.

Estimula el tiroides, aumenta la resistencia al frío y es un energético extraordinario por su contenido en "avenosa". Estimula la producción de hormonas femeninas en la mujer, por lo que la hace adecuada para la menopausia y como afrodisíaco femenino. Elimina el exceso de urea y es ligero hipoglucemiante.

CEBOLLA

Composición:
Contiene azufre, flúor y abundancia de vitaminas B y C.
También aceites esenciales y azúcares.

Propiedades :
Aunque no sea una aplicación recomendable en sociedad, la mejor manera de desinfectar la boca es masticar un poco de cebolla cruda. También es depurativa, antibiótica potente, diurética y favorecedora del sueño, especialmente mezclada con lechuga. Ayuda a expulsar parásitos intestinales si la mezclamos con el Tomillo y está indicada en afecciones gripales y bronquitis.

Mejora las afecciones hepáticas, la diabetes, las infecciones renales, las erupciones de piel y la eliminación de cálculos renales. Mezclada con limón mejora los trastornos del estómago y si le añadimos manzana también las hepáticas. Externamente se emplea para que maduren los abscesos de la piel, aplicándola en forma de cataplasma que se renovará cada dos horas. Mezclada con ajo dicen que cura las picaduras de arañas e incluso la de algunas serpientes.

También se emplea en la gota, las varices, las hemorroides, el reumatismo, la ciática, las enfermedades del corazón y el insomnio. Tiene una legendaria reputación para mejorar la visión nocturna, la fatiga visual, las cataratas e incluso la miopía. Para ello bastará con aplicar cada noche una pequeña cantidad de zumo de cebolla en los ojos.

JUDIAS VERDES

Composición:
Contienen calcio, hierro, yodo, vitaminas A, B y C, así como mucha clorofila. Pobres en calorías, apenas 18 por 100 gr., contienen un 87% de agua, 0,2% de grasas y un 2% de celulosa.

Propiedades :
Son muy digestivas. Tienen un buen efecto hipoglucemiante, especialmente si se bebe el caldo de cocción en ayunas, alivia los dolores reumáticos y ayuda a mejorar las hepatopatías.

Es por tanto un alimento especialmente recomendado a los diabéticos y por la gran cantidad de clorofila a los anémicos. Se emplean también por sus efectos diuréticos y depurativos, así como para mejorar las enfermedades hepáticas.

LENTEJAS

Composición:
Son ricas en proteínas de alta calidad biológica, pobres en grasas y altas en carbohidratos. Tienen abundancia en minerales como el hierro, fósforo, sodio, así como vitaminas A, tiamina, B-2, Niacina y vitamina C.

Propiedades :
No es casualidad que la Biblia considerase las lentejas un alimento similar al oro y una prueba de ello fue que Esaú renunció a ser el primogénito por un plato de lentejas.
Se emplea por su alto contenido en hierro biológico, muy asimilable. Además, su gran riqueza en proteínas hace que se forme quelato de hierro y por tanto su biodisponibilidad es muy alta. Se recomienda comerlas al menos dos veces por semana en casos de anemias.

MANZANA

Composición:
Vitaminas B1, B2, PP y C, además de potasio, sodio, hierro, calcio, cloro, azufre, manganeso, cobre, arsénico, fósforo y magnesio. Es rica en fructosa y glucosa.
Contiene también ácidos málico y cítricos.
Tiene 85 gr. de agua, 0,3 gr. de proteínas, 0,4 gr. de grasas y 13 gr. de carbohidratos. También 1,1 gr. de fibra y proporciona 58 cal./100 gr.

Propiedades :

Las cualidades terapéuticas son diferentes según se emplee la manzana madura, asada o como sidra. Si la tomamos cruda -rallada- tiene un efecto suave astringente, útil en diarreas, y asada al horno es laxante, por lo que resulta de interés en niños. Es un buen alimento para los diabéticos y las personas de estómago delicado.

Su zumo natural, la sidra, tiene efectos importantes como diurética, antitóxica, depurativa y muy digestiva. Mejora la hipertensión, el reumatismo, los cólicos hepáticos y contribuye a eliminar arenillas en los riñones. Hay que evitar retenerla en la boca ya que es algo corrosiva para los dientes. Para hacerla más digestiva es conveniente escanciarla, ya que así se rompen sus fibrillas y se hace fluida.

Es un buen tónico nervioso y muscular, estimulante y descongestionante del hígado. Mejora la tos, los resfriados, favorece el parto, dilata la uretra y hay quien asegura que mejora el cáncer gástrico.

PAN

Parece difícil en principio considerar que el pan tenga propiedades curativas, salvo aquellas derivadas de la procedencia de su harina y por supuesto de sus cualidades nutritivas. No obstante, en un libro sobre alimentación saludable es casi imposible dejarlo apartado, ya que reúne una serie de cualidades que le hacen ser un alimento de primera categoría, mucho más que la carne o los pescados.

Diferentes tipos de pan:

El pan blanco se elabora con harina de trigo refinada, de la cual se ha eliminado el germen y el salvado. Es el menos adecuado para la alimentación por ser un alimento desequilibrado.

El pan de molde se elabora también con harina refinada y se le incorpora mantequilla y fécula de patatas.

El pan integral auténtico se elabora con harina integral y su germen, por lo que es un poco más duro que el blanco. Como alimento es muy completo. Existe en el mercado un pan denominado integral que no tiene nada que ver con el auténtico ya que está elaborado con harina refinada y algo de salvado, refinado también.

La pregunta que cualquier persona se hace en cuanto se les explica la diferencia entre el pan integral y el refinado es siempre la misma: "Si se conoce la diferencia y la manera de solucionarlo, ¿por qué se sigue elaborando pan blanco?". La respuesta viene mediante otra pregunta: "Si la gente tiene ya a su disposición en la mayoría de las panaderías todo tipo de pan, ¿por qué sigue comprando el blanco?".

PATATAS

Composición:

Proteínas 2%, grasas 0,1%, carbohidratos 20%, celulosa 0,4%, vitaminas A, B, C y PP.

Aportan 90 calorías por 100 gr. así como algo de calcio y potasio.

Propiedades :

El zumo de la patata cruda es un excelente remedio para curar las úlceras gastroduodenales.

Está también recomendada en las enfermedades hepáticas, para curar la acidez de estómago, en la artritis, la gota y para mejorar la función renal.

Se le han reconocido propiedades para mejorar las enfermedades circulatorias y las acumulaciones de líquidos en órganos y tejidos.

PASTA ITALIANA

Dietética :

Elaborada a partir de harina de trigo y considerada como un alimento típico de Italia (aunque parece ser que procede en realidad de Grecia y China), lo cierto es que fueron los italianos del siglo XIV quienes la divulgaron por todo el mundo y el Rey Luis XI el monarca que primeramente la popularizó. Posteriormente, en el siglo XVI, otro factor vino a aumentar el consumo de los platos con pasta italiana y fue el descubrimiento del tomate como elemento imprescindible para darle aún más sabor, obra que debemos atribuir a Pizarro que los importó del Perú.

Como elemento nutritivo es muy superior al pan y debería constituir un alimento básico para niños y jóvenes, así como en toda persona que realice trabajos físicos.

Se elabora normalmente con harina de trigo, gluten, huevo, grasa y algo de agua, aunque ahora podemos encontrar una amplia variedad que sin embargo no logra desplazar a la más básica.

100 gramos de pasta simple proporcionan 350 calorías de rápida asimilación, 12% de proteínas, 1,5% de grasas, 73% de hidratos de carbono y 12% de agua.

Propiedades :
Es esencialmente un alimento energético, que no produce engorde mientras no lo mezclemos con otros alimentos, especialmente los grasos, y cuya digestión y metabolización son muy rápidas, por lo que constituyen un aporte calórico de primer orden.
Son muy aptas para estómagos delicados.

PIPAS DE CALABAZA

Composición:
Son muy ricas en grasas (un 50%), la mayoría compuestas por ácidos linoléicos y linolénicos. También contiene un fermento denominado citrilina considerado un portador de oxígeno, hormonas vegetales, vitamina A, E y F, una gran riqueza en Arginina y otros aminoácidos esenciales.
También tiene grandes cantidades de fósforo, magnesio, hierro y zinc.

Propiedades :
Constituyen un extraordinario remedio para eliminar los parásitos intestinales e incluso la tenia.
Baja la inflamación de la próstata, mejora los adenomas y corrige las enuresis nocturnas, no solamente las de los niños sino las de los adultos.

Mejoran la visión, refuerzan las defensas, facilitan la digestión y tienen un buen efecto rejuvenecedor general y en especial en los órganos reproductores.

SALMÓN

No es frecuente encontrar cualidades terapéuticas en alimentos que no salgan de la tierra, y por ello el que ahora analizamos es ciertamente significativo. La importancia de los pescados "azules", tanto de agua dulce como salada, en la alimentación humana está ya fuera de toda duda, aunque todavía son desconocidas sus propiedades para curar ciertas enfermedades. El descubrimiento de los ácidos grasos esenciales en la salud fue el detonante que obligó a los investigadores a analizar seriamente su papel como elementos terapéuticos.

Composición:
Contiene yodo, fósforo, calcio, vitaminas A, B y D, así como una cantidad significativa de EPA (ácido Eicosapentaenóico), un derivado del ácido alfa-linoleico, el cual es un precursor de las prostaglandinas de la serie 3.
Contiene también calcitonina, un elemento que se emplea abundantemente en medicina para el tratamiento de la osteoporosis.

Propiedades :
Regula la agregabilidad plaquetaria y por tanto disminuye el riesgo de trombosis, arteriosclerosis e infartos. Es beneficioso en situaciones de estrés, alteraciones hepáticas, diabetes, exceso de colesterol y envejecimiento prematuro.

SOJA

Composición:
Contiene un 35% de su peso en proteínas de un alto valor biológico, ácido linoleico, apenas un 4,5% de grasas (de las cuales la mayoría son insaturadas), 25% de hidratos de carbono, vitaminas A, B y E, así como minerales. De su aceite se extrae la lecitina.

Propiedades :
La mejor manera de consumirla es germinada, ya que así se duplican sus nutrientes, aunque también aumentan las purinas. Cocida aporta elementos nutritivos de primera calidad y puede ser consumida por la mayoría de las personas, incluidos los que padezcan cifras altas de colesterol.

El Tofu, o queso de soja, es el resultado de cuajar la leche de soja, el cual proporciona una gran digestibilidad, muy pocas calorías y alto porcentaje de proteínas asimilables. Su producto base, la leche de soja, está muy indicada en personas alérgicas a la leche, la lactosa o que necesitan dietas bajas en grasas.

El Miso, líquido conocido como "Salsa de soja" que se prepara mediante la fermentación de soja molida y granos de trigo, genera una gran cantidad de aminoácidos esenciales, además de lecitina y cibicolina. Se le han encontrado propiedades contra las radiaciones y para alcalinizar la sangre. Su gran cantidad de microorganismos, lactobacilos esencialmente, hace que favorezca la digestión de los alimentos, especialmente las legumbres.

Otro producto muy popular, la carne de soja, obtenido mediante presión extrema de la masa de soja, es rica en proteínas de alta calidad, no tiene olor ni sabor, lo que permite a la industria incorporarle el sabor que se precise, siempre a base de hierbas. Tiene bajo precio y es muy digestiva.

UVAS

Composición:
Acidos tartárico y málico, glucosa, levulosa, taninos, fósforo, yodo y arsénico.
No contiene grasas. También pectinas, glucósidos flavónicos, pigmento, vitaminas A, B y C.

Propiedades :
Tiene acciones beneficiosas como diurética, depurativa, mejorando las funciones del hígado y los riñones. Son laxantes, aunque para ello hay que comerlas con la piel y sus pepitas son ricas en un aceite esencial con propiedades para regular el colesterol, la arteriosclerosis y las enfermedades coronarias. También es útil en la albuminuria, la insuficiencia hepática, la gota y las enfermedades de piel.
La cura de uvas, consistente en comer solamente uvas durante todo el día, es un buen sistema para bajar de peso y depurarse, especialmente recomendado en las enfermedades febriles debilitantes. Esta cura tiene efectos rejuvenecedores en la piel.
Las uvas pasas poseen aumentadas todas las propiedades de las uvas ya que además se comen con la piel y las pepitas, por lo que son mucho más aconsejables. No obstante, dado

que son un alimento muy concentrado no hay que abusar de ellas. Su efecto laxante es más acusado.

Aceite de pepitas:
Mención especial es el aceite que se extrae de las pepitas, esas diminutas semillas que casi todo el mundo tira y hasta le molesta encontrarlas. Mediante un sistema de extracción en frío se consigue elaborar un aceite para uso directo, no adecuado para calentar, que aporta una gran variedad de sustancias esenciales. Contiene al menos un 57% de ácidos grasos esenciales, la mayor proporción de todos los aceites vegetales, al mismo tiempo que aporta cantidades significativas de vitamina E, provitamina A, provitamina D y lecitina.
Tomado en ayunas reduce las tasas de colesterol, mejora la tersura de la piel, ayuda a controlar la obesidad y mejora las funciones biliares.

YOGUR

Uno de los primeros alimentos fermentados que se introdujeron masivamente en la alimentación mundial y que sigue gozando de la misma popularidad y aceptación. Mediante la acción de los bacilos Streptococcus termophilus y lactobacillus bulgaris se desdoblan los carbohidratos de la leche y se produce principalmente ácido láctico, lo que evita que nuestro aparato digestivo tenga que realizar esta acción. Hasta la edad de los cuatro años esta misión puede ser realizada perfectamente por el estómago pero a partir de ahí y de manera especial después de los diez años, la capacidad para digerir la leche disminuye drásticamente, lo que explica que la mayoría de los adultos no puedan tolerarla sin mezclar.

Propiedades :
Dejando bien claro que la leche es un alimento para los niños, especialmente para los bebés, y que el adulto no tiene necesidad de consumirla, la incorporación de alimentos fermentados como es el yogur o el kéfir, hace que podamos aprovechar sus cualidades nutritivas y no tengamos que soportar sus inconvenientes.
Tomar yogur después de las comidas mejora la digestión de los cereales, de los productos que puedan contener calcio o leche y disminuye, o al menos impide, el desarrollo de bacterias patógenas como los clostridios o Escherischia coli. También impide el desarrollo del cáncer de colon y protege de infecciones urinarias.

Las especias culinarias

Las especias culinarias habituales no solamente aportan un mejor sabor a los platos, sino que proporcionan unas cualidades medicinales que podemos emplear con facilidad. No hay ninguna peor que otra y según un refrán: *"Una cizaña es una hierba cuya cualidades médicas todavía no se han descubierto"*.

Las diferencias

Antes de utilizar los condimentos deberemos saber con precisión qué esperamos de ellos, al menos en cuanto al sabor, para no mezclar sabores incompatibles o al menos no deseados. Esta es la clasificación que nunca debemos olvidar:

- **Condimentos salinos:**

Se emplean en la mayoría de los platos, pero preferentemente en las carnes, guisos y muy especialmente en los feculentos. Se recomienda muy especialmente la sal marina. Sus propiedades son: aumentar la presión osmótica intestinal y con ello facilitar la absorción de los alimentos, y excitar la mucosa bucal y la producción de saliva, con lo cual la digestión comenzamos a realizarla en la boca. También estimula el apetito.

- **Condimentos aromáticos:**

Su solo olor hace desear un plato aunque ni siquiera lo veamos. Entre los vegetales que dan más olor están el ajo, el perejil frito, el Tomillo, el Romero y el perifollo. También son muy intensos la canela y la vainilla.

- **Condimentos acres:**

Su sabor es muy enérgico y son el elemento preferido para quienes poseen un estómago fuerte. Con el efecto más intenso tenemos a la pimienta, el jenjibre y la mostaza, mientras que de efecto medio están el ajo y los rábanos silvestres. Los más suaves son la cebolla, el puerro y las alcaparras.

- **Condimentos ácidos:**

Calman la sed y se emplean mayormente en platos veraniegos. Los más populares son el limón y el vinagre.

- **Condimentos grasos:**
Favorecen la ingestión de los alimentos secos. En este grupo se encuentran los aceites, las nueces, los cacahuetes, las almendras dulces, la mantequilla y la margarina.

No coma lo que todo el mundo sabe que no es saludable, aunque esté muy sabroso.

Los más perjudiciales y que son consumidos habitualmente son el azúcar blanco, el alcohol (también cerveza o vino), el café y las comidas fritas en aceites recalentados.

El azúcar en sí mismo no es perjudicial, tal y como nos lo ofrece la naturaleza, bien sea con la remolacha, la caña de azúcar, la miel, los dátiles o las uvas, entre otros, son altamente benéficos para la salud y su consumo no causa enfermedades. Solamente cuando la mano del hombre modifica un alimento, blanqueándolo, purificándolo y separando sus componentes, es cuando se convierte en perjudicial.

Esto mismo es lo que ocurre con la sal marina, un nutriente que ocupa el tercer puesto en nuestras necesidades vitales, después del aire y el agua, y que a causa de una mala información la gente ha pasado de considerarla un aliado para la vida a prescindir de ella en las comidas. La importancia de la sal marina, tal y como se encuentra en el mar, es tanta que antiguamente se pagaba a los obreros con su peso en sal, de ahí la palabra Salario.

Y sobre la carne, la explicación es bien sencilla: nadie puede vivir comiendo exclusivamente carne, pero todos podemos vivir perfectamente comiendo solamente vegetales.

Nuestro consejo:
Coma tantos cereales integrales como le sea posible, evitando el azúcar blanco y los hidratos de carbono refinados. Los alimentos, lo más próximos a como la naturaleza nos los proporciona.

Nutrientes naturales o químicos

Muchas personas están convencidas que las vitaminas deben ingerirse de fuentes orgánicas, no mediante la forma artificial lograda en un laboratorio. Ciertamente, es creíble que los nutrientes naturales aportan otra serie de virtudes, como magnetismo, vibraciones o resonancias, además de otros componentes, logrando entre todos un perfecto equilibrio. Con los nutrientes naturales sabemos que casi nunca habrá excesos o intolerancias, pero podríamos recomendar los preparados químicos cuando se necesiten dosis altas imposibles de ingerir con los naturales.

CAPÍTULO 6

Vitaminas, minerales y suplementos de especial interés

Necesidades diarias de vitaminas y minerales

Ahora se insiste en las dosis bajas, pero continuadas. No obstante, seguimos sin poder decidir cuál es la cantidad que cada persona requiere pues depende de su edad, trabajo, sexo, aficiones, clima y enfermedades que pueda tener. Lo que sabemos con certeza es que la carencia de una determinada vitamina o mineral genera una enfermedad, y esta será más grave y compleja en la medida en que falten más nutrientes en la dieta. Por eso y ante la duda, lo mejor es recomendar complementos de vitaminas y minerales en dosis pequeñas y continuadas.

Las autoridades sanitarias ya han comenzado a aplicar el mismo razonamiento de prevención y han autorizado la incorporación de nutrientes en el pan, la leche, los cereales y dulces, todos ellos alimentos de consumo habitual.

Dosis altas:

Las dosis más altas de nutrientes diferentes son recomendadas por algunos doctores y expertos en salud. Algunos recomiendan tomar hasta 18 gramos de una vitamina concreta al día y tenemos noticias de que algunos hospitales administran intravenosamente 25 gramos junto con otros nutrientes. Normalmente se dan dosis grandes de vitamina B-12 y de vitamina E para mejorar las enfermedades del corazón.

Aparentemente deberíamos rechazar estas cantidades masivas y tratar de tomar las vitaminas en las mismas proporciones que encontramos en la naturaleza, pero si tuviéramos que elegir entre admitir una megadosis de vitaminas y una megadosis de un medicamento, seguramente nos inclinaríamos por la primera opción.

Vitamina C

Es una vitamina soluble en agua que actúa como un anti-oxidante general. También tiene otros papeles en la producción y mantenimiento del tejido conjuntivo. Linus Pauling, premio Nobel en física, fue difamado por la comunidad científica por sus publicaciones sobre los efectos beneficiosos de dosis grandes, aunque ahora la investigación está empezando a mostrar que dosis grandes de vitamina C ayudan durante el resfriado común, baja el colesterol, protege contra ciertos tipos de cáncer, acelera algunas lesiones de piel, protege contra las infecciones y evita el envejecimiento prematuro.

Como el ácido ascórbico es muy ácido se podría sustituir por el ascorbato de magnesio y para dosis menores se recomienda especialmente la Verdolaga, el Espino amarillo, brécol, patatas y acerola.

Aplicaciones no carenciales:

Hemorragias, sobre todo de las encías y la retina. En traumatismos con derrames, en las úlceras sangrantes, en la hematuria y, en resumen, en cualquier proceso que curse con hemorragia aunque no exista carencia de vitamina C.

Alteraciones óseas y dentarias, para reforzar la dentadura.

Disminución de la resistencia en *infecciones*, especialmente en los meses de invierno y como preventiva de *estados gripales*. En dosis altas produce un aumento en los niveles de gamma-globulinas y estimula la capacidad de adaptación de la glándula suprarrenal.

Anginas, para reforzar las defensas.

Anemias, especialmente en las ferropénicas ya que aumenta la absorción del hierro.

Lactancia, como preventivo del escorbuto.

Fracturas, para asegurar la consolidación.

Cansancio primaveral, como preventivo un mes antes.

Intoxicaciones medicamentosas o producidas por álcalis.

Enfermedad de Addison, y en todas las insuficiencias suprarrenales.

Antibioterapia, para reforzar las defensas, corregir los efectos secundarios y evitar resistencias bacterianas.

Hipotensión, cuando exista astenia, fatiga o psicoastenia.

Hiperpigmentación, del anciano.

Esfuerzos musculares, en deportistas y para prevenir agujetas.

Alcoholismo, en las formas crónicas y para abortar efectos secundarios graves del medicamento Disulfiram.

Vitamina E

En 1971, durante un congreso mundial sobre la salud, los asistentes aclamaron por unanimidad a la vitamina E como una de las más importantes. Irónicamente, esta misma vitamina había sido despreciada desde su descubrimiento por los médicos, pues no le encontraban ninguna utilidad demostrable.

Un reciente estudio explicó que el aporte complementario de esta vitamina mejora las enfermedades del corazón, incluida la hipertensión, baja la viscosidad sanguínea, mejora el sobrepeso y el exceso de colesterol, atribuyéndose, además propiedades antioxidantes intensas.

La dosis que se emplea es de 400 a 1200 IU (unidades internacionales), preferentemente de alfa-tocoferol.

Aunque todavía no son datos confirmados mundialmente, se han observado carencias en niños aquejados de esprue, enfermedad fibroquística del páncreas y otras formas de malabsorción.

En los adultos se recomienda administrarla en algunas alteraciones en la absorción de las grasas, especialmente si la dieta contiene cantidades muy altas de ácidos grasos insaturados. También se ha mencionado como útil en los pacientes aquejados de úlcera péptica, quizás por un efecto antioxidante en las grasas.

Del mismo modo y sin que tenga relación con una carencia demostrada, parece ser que la cojera intermitente se beneficia con la administración de 400 mg. diarios.

Otras aplicaciones terapéuticas:

Esterilidad masculina: Asociada a la vitamina A cuando exista posibilidad de degeneración del epitelio germinal.

Criptoquirdia: Antes de administrar hormonas gonadotropinas se puede hacer un ensayo con vitamina E en niños que no hayan cumplido los seis años de edad.

Posteriormente, el tratamiento solamente con la vitamina no da resultado.

Embarazo: Es útil para asegurar la absorción por el feto de las sustancias nutritivas del organismo materno y para el buen funcionamiento de la placenta.

Aborto: Cuando exista infantilismo genital en la mujer, en casos de aborto habitual o en la amenaza de aborto. También cuando existan tendencias a partos prematuros o partos de fetos muertos. Hay que asociarla a la vitamina C.

Climaterio femenino: La menopausia es una buena indicación, mucho más en sus comienzos y con más razón cuando se den vaginitis por sequedad de la mucosa y prurito vulvar.

Riesgo de trombosis: Asociada al ácido acetilsalicílico.

Síndrome adiposo-genital: En los casos que aparecen en la pubertad y en todas las obesidades.

Insuficiencia coronaria: Por su acción antioxidante de los ácidos grasos es útil en todos los accidentes cardiovasculares, en la arteriosclerosis, la degeneración del miocardio y las úlceras varicosas.

Cirrosis hepática: Por su papel protector hepático y para prevenir su degeneración grasa.

Piorrea: Asociada a las vitaminas A, B y C.

Distrofia muscular progresiva: Unida al selenio.

Envejecimiento prematuro: Para prevenir y corregir las arrugas y estimular la glándula pineal.

Ácido fólico

El ácido fólico es necesario para prevenir un defecto de nacimiento causado por un malformación del tubo nervioso,

105

además de ser eficaz para prevenir una enfermedad cardíaca muy habitual. El problema reside en la homocisteína, un aminoácido que a veces, en algunas personas, está en grandes cantidades en la sangre y cuyo nivel es capaz de controlar el ácido fólico junto con la vitamina B-12.

La dosis diarias son de 10-30 mg por vía oral, aunque hay que tener en cuenta que este tratamiento no cura todos los tipos de anemias, la ferropénica entre ellas, y puede inducir a error en los análisis. Es más, de administrarse prolongadamente como tratamiento único se puede producir una degeneración del sistema nervioso a causa de una anemia mal curada por aumentar los requerimientos de B-12. Por tanto y aunque se puede administrar inicialmente para restablecer rápidamente las cifras de hematíes y tratar *depresiones* intensas o *psicosis*, antes de una semana se deben administrar conjuntamente el resto de los antianémicos conocidos, entre ellos el hierro y la B-12.

Es muy útil en la menopausia ya que consigue incrementar la cantidad de estrógenos segregados por los ovarios, evitando así las sensaciones molestas como los sofocos o la tendencia a la displasia del cervix.

Coenzima Q-10

Sin la presencia del Coenzima Q no habría vida celular y la transmisión de energía se apagaría. El cuerpo humano necesita energía por encima de cualquier otra cuestión y el Q-10 es uno de los eslabones imprescindibles para producirla. Los especialistas en medicina natural han conseguido demostrar que el Coenzima Q es un energético muscular y que puede mejorar el sistema inmunológico, potenciar el corazón y normalizar las constantes sanguíneas. Se trata, pues, de un enlace importante en la última fase de la reacción química en la cual el cuerpo extrae energía de la comida. Aunque el cuerpo fabrica su Q-10, no lo hace en cantidades suficientes, sobre todo en enfermos crónicos o personas agotadas. Las investigaciones médicas realizadas principalmente en Japón y Europa parecen avalar su importancia en el tratamiento de varias enfermedades, incluso enfermedades del corazón, cáncer, y alteraciones degenerativas en las encías. La dosis de mantenimiento mínima es 30 - 40 mg por día, aunque una verdadera dosis terapéutica es 150 a 300 mg por día. No se le han encontrado efectos colaterales.

Calcio

Es fácil encontrar información sobre el calcio, aunque la mayoría son repetitivas y no aportan nada nuevo.

Estas son algunas de las funciones que se le atribuyen que pueden servir de orientación para emplearlo con más eficacia:

- Construye a reconstruir los huesos y dientes.
- Indispensable para la actividad del ATP, lo que permite la liberación de energía a nivel muscular.
- Necesario en la coagulación de la sangre por su papel en la producción de fibrina y la estimulación de la

tromboplastina por las plaquetas, permitiendo el paso a trombina, en unión a la vitamina K.

- Controlar la permeabilidad de la membrana celular y el paso de los nutrientes, en unión a la lecitina.
- Indispensable en la transmisión nerviosa de los músculos, entre ellos el corazón, manteniendo el tono muscular y el número de latidos en unión al potasio, el magnesio y el sodio.
- Favorece el sueño y controla los excesos de hiperexcitabilidad emocional.
- Equilibra la relación ácido-base de la sangre.
- En el embarazo ayuda a la liberación de la hormona prolactina para que se produzca la lactancia.
- Controla los niveles altos de histamina.
- Evita la acumulación de metales tóxicos en el organismo.

Magnesio

El Magnesio es un mineral del que sabemos mucho, pero que apenas si se emplea en medicina y eso a pesar de tener una importancia igual al calcio para una gran variedad de procesos corporales.

Estas son algunas de las utilidades menos conocidas:

- Insomnio.
- Debilidad y astenia.
- Dolores articulares.
- Contracciones musculares dolorosas.
- Espasmos en músculos pequeños, como los párpados.

- Muecas, calambres y tics nerviosos.
- Dificultad en mantener los pies quietos.
- Síndrome de raíz cervical.
- Estreñimiento.
- Falta de coordinación muscular y poca destreza para el ejercicio.
- Entumecimiento de las extremidades.
- Episodios epilépticos.
- Mala memoria.
- Taquicardias.
- Dificultad para tragar, con vómitos frecuentes por espasmo del esófago.
- Dismenorreas.
- Alteraciones de la personalidad como esquizofrenia, depresiones suicidas y ansiedad.
- Miedo al futuro.
- Ataxias.
- Verrugas, papilomas, acné, eczemas y psoriasis.
- Reumatismo.

Manganeso

Es uno de los minerales que más aplicaciones terapéuticas tiene, cualidad especialmente curiosa teniendo en cuenta que no se conocen carencias de él.

Estas son sus aplicaciones:

- Artritis y artrosis, reumatismos.

- Alergias en general, especialmente de vías respiratorias, incluidas las de tipo asmático.
- Jaquecas espasmódicas vasculares o de origen hepático.
- Urticarias, eczemas, picores y alergias cutáneas.
- Taquicardias, alteraciones de la tensión arterial (descompensada, variable).
- Aumento en la velocidad de sedimentación globular.
- Intolerancias digestivas de origen hepático.
- Hipertiroidismo.
- Dismenorreas, metrorragias, parto prolongado.
- Alteraciones del comportamiento con irritabilidad y ansiedad.
- Náuseas y vómitos inespecíficos.
- Ataxias, distrofias musculares, falta de energía.
- Zumbidos de oído, otosclerosis, hipoacusias.
- Comportamiento inquieto, esquizofrenia leve.
- Epilepsia infantil.
- Altos niveles de cobre.
- Acetonemia infantil.
- Ulcera gastroduodenal por nerviosismo.
- Preventivo de la prostatitis.
- Falta de memoria en adultos.
- Degeneración grasa del hígado.

Cobre

He aquí algunas de las aplicaciones no carenciales:

- En presencia de gripe si se administra prematuramente se corta la enfermedad en 48 horas.
- Alta velocidad de sedimentación.
- Infecciones en general o baja resistencia. También como preventivo en los meses invernales.
- Procesos reumáticos inflamatorios.
- Enfermedades de los cartílagos o tendones.
- Dado que se absorbe a través de la piel sudada, es útil utilizar pulseras de cobre para combatir enfermedades reumáticas crónicas.
- Calvicie prematura, canas.
- Vitíligo, psoriasis y piel pálida.
- Disfunciones glandulares del tiroides y suprarrenales.
- Infecciones de cualquier tipo. Permite acortar la enfermedad y reducir la dosis de antibióticos.
- Leucemia y estados cancerosos.
- Osteoporosis, artrosis cervical.
- Quemaduras y úlceras por decúbito.

Selenio

Se trata de un buen antioxidante que trabaja en unión a la vitamina E y que puede ser empleado en alguna de estas patologías.

- Envejecimiento prematuro, en unión a las vitaminas A, C y E.
- Enfermedades articulares, unido al cobre.
- Enfermedades cardiovasculares, asociado a la vitamina E.
- Distrofias musculares progresivas o traumáticas, asociado a la vitamina E.
- Caída de cabello, junto a vitamina B, zinc y silicio.
- Como preventivo del cáncer o en una fase precoz.
- Infecciones frecuentes o graves, unido a las vitaminas A y C. Síndrome de inmunodeficiencia.
- Prostatitis y adenoma de próstata, unido al zinc.
- Enfermedades que cursan con procesos inflamatorios.
- Infertilidad masculina en unión al zinc.
- Intoxicaciones por metales pesados.
- Poca elasticidad de músculos y tendones.
- Cataratas incipientes.
- Fibrosis cística
- Epocas de fuerte entrenamiento deportivo.
- Como corrector de los efectos secundarios de los rayos X y las radiaciones ultravioletas.
- Para prevenir las intoxicaciones por prótesis dentarias metálicas.

Cinc

Entre sus funciones más reconocidas están la de estimular el sistema inmunitario a través de los linfocitos T-4, regular el páncreas, la hipófisis y los órganos genitales, intervenir en el crecimiento infantil, mantener los órganos del gusto, el olfato y la visión en buen estado.

Otras aplicaciones de interés son:

- Síndrome adiposogenital.
- Obesidad.
- Prostatitis.
- Impotencia.
- Diabetes.
- Envejecimiento prematuro.
- Para estimular las prostaglandinas.
- Amenorreas y esterilidad femenina.
- Criptoquirdia y poco desarrollo genital en niños.
- Enuresis nocturna.
- Reglas insuficientes.
- Adenoma de próstata.
- Alopecia.
- Enanismo hipofisario.

Bioflavonoides

Normalmente pueden encontrarse donde hay vitamina C. En el mundo de las plantas suelen trabajar unidos, quizá de forma sinérgica. Ahora, los estudios científicos están demostrando que esos bioflavonoides pueden poseer importantes propiedades curativas, así como una intensa sinergia con las vitaminas C y E.

Algunas de las utilidades de los bioflavonoides no son avaladas por otros investigadores, por lo que se requiere

113

prudencia a la hora de administrarlos para no caer en un entusiasmo inadecuado. Los últimos experimentos hablan que pueden cortar las hemorragias producidas por una úlcera gástrica en poco menos de cuatro días y que la curación total se puede lograr en un máximo de veinte días. Una dosis de recuerdo diaria puede solucionar el problema en un plazo no superior al año.

Otras investigaciones mencionan que la **quercetina** es eficaz para inhibir la aldosa reductasa, el cual convierte la glucosa del ojo en sorbitol, un azúcar que cristaliza en el cristalino y que provoca la opacidad que conducirá a la catarata o la ceguera. Aunque el efecto de este bioflavonoide no puede impedir el avance de las cataratas parece ser que sí puede retrasarlas y con más motivo prevenirlas.

Lo que parece ya confirmado es que los bioflavonoides ayudan o son imprescindibles en la absorción y metabolización de la vitamina C y que el hecho de que cuando se ingieren grandes cantidades de vitamina C se elimine la mayor parte por vía renal se debe a que le falta un componente, un bioflavonoide. Cuando tomamos cítricos enteros la vitamina C se aprovecha en su totalidad.

El **Picnogenol** (extracto de pino) y las **semillas de uva** contienen ambos "el proanthocyanidins", un bioflavonoide al que se le han encontrado propiedades antioxidantes muy poderosas, además de otras acciones terapéuticas directas. Los resultados mencionan su efecto en prostatitis, cáncer y enfermedades del corazón.

CAPÍTULO 7

Grasas y ácidos grasos esenciales

Las grasas y los ácidos grasos son precursores de hormonas importantes, y decisivos para los neuro-transmisores y el sistema inmunitario. Forman parte del sistema nervioso y por ello deben ser ingeridos cotidianamente mediante la dieta. Sin embargo, no todas las grasas son necesarias y aquellas que proceden de las margarinas o la carne, no son saludables.

Ya sabemos que comiendo grasas saturadas, procedentes principalmente de los mamíferos, tendremos pronto enfermedades graves y crónicas, y para mitigar este efecto perjudicial se hace necesario ingerir también las grasas saludables. Las verduras, ya lo sabemos, no contienen grasas perjudiciales.

Las peores grasas, sin embargo, no se encuentran en la carne del cerdo, sino en la margarina, pues se ha demostrado que la mayoría contienen ácidos grasos "trans", una estructura alterada mediante el proceso de hacerla sólida como la mantequilla. Este compuesto se considera como muy tóxico para las arterias y el sistema inmune, incluso más perjudicial que las grasas animales.

Los nutricionistas convencionales, aquellos que han dejado de estudiar hace años, siempre han relacionado la ingestión de grasas con la arteriosclerosis, y por eso recomiendan bajar el consumo de alimentos grasos sin establecer diferencias. Aunque la mayoría de los vegetales están libres de culpa, este tipo de grasa perjudicial también se encuentra en el coco, cacao y aguacate, pero si preguntamos a un nativo de los países tropicales en los cuales se consumen diariamente nos dirá que ellos no padecen estas enfermedades. La conclusión es que aunque estos vegetales contengan grasas saturadas el resto de sus componentes anulan este daño y proporcionan, finalmente, un buen alimento.

Así como hay aminoácidos y vitaminas esenciales que no pueden ser sintetizadas por nuestro organismo, hay también ácidos grasos esenciales que el cuerpo no puede producir. Esta es la razón por lo cual se les denomina como esenciales, puesto que todos son igualmente necesarios, pero unos debemos aportarlos con la alimentación – los esenciales – y otros los podremos sintetizar.

En la actualidad, hay quien considera que la carencia de estos ácidos grasos esenciales produce más enfermedades que la carencia de vitaminas o minerales. Para disponer siempre de una reserva adecuada de estas grasas tan importantes bastará con consumir diariamente algo de aceite vegetal (oliva, girasol o soja) en crudo, aunque también podemos tomar complementos dietéticos que contengan semillas de Lino, Germen de trigo, así como frutos secos ricos en grasas.

OTROS NUTRIENTES

Fibra

En 1971, la opinión médica sostenía que la fibra dietética no era de gran importancia para la salud, pero diez años después la investigación ha demostrado concluyentemente que esa fibra aporta una gran variedad de beneficios. La fibra ayuda al movimiento de la comida a través del sistema digestivo, evitando que la grasa se acumule en sus paredes o pueda ser absorbida, absorbe una gran cantidad de agua que mantendrá las heces hidratadas, evita que muchas vitaminas se eliminen al no poderse absorber con rapidez y trabaja como un eficaz basurero reteniendo los elementos indeseables que deben ser eliminados.

Otros estudios demuestran que la fibra soluble (hay también la insoluble que no se absorbe), baja los niveles de colesterol y grasas en sangre, especialmente aquella fibra que procede de la avena. Pero mi consejo es que no ingiera fibra dietética suelta, pues posiblemente así no le será útil, sino comiendo alimentos ricos en ella y de variada procedencia. No consuma, pues, alimentos refinados, como el pan, el arroz o los cereales, y elija aquellas variedades comerciales que se denominan como integrales. Supone un contrasentido tomar pan blanco, desprovisto de su fibra y germen, para luego tomar una cucharada de fibra al terminar.

La conclusión es que la fibra dietética es imprescindible para la salud y que por ello hay que consumir comidas con alto contenido en fibra. Recuerde también que la mayoría de las frutas y verduras son altas en fibra soluble.

Recuerde, *"una manzana al día mantiene al doctor lejos de nuestra casa"*.

Lecitina

Es una parte esencial de cada membrana celular. La lecitina es un compuesto graso rico en fósforo, o más exactamente, tiene la composición de una grasa, solo que los ácidos que esterifican la glicerina están constituidos por un radical fosfato unido a una base de nitrógeno.

Químicamente, es conocida como un emulsor, una sustancia que permite la mezcla entre ellas de sustancias que por sí mismas no pueden mezclarse. Lo que poca gente sabrá es que gracias a esta propiedad es empleada en la elaboración de numerosos alimentos y la podemos encontrar en el chocolate o en los pasteles. Tanto los huevos como la soja contienen mucha lecitina.

Los expertos dicen que si nosotros ingerimos lecitina adicional emulsionará la grasa sanguínea y evitará que se espese y forme una placa de ateroma. Por el contrario, otros nutricionistas dicen que aun cuando la lecitina pueda fundir las placas de ateroma en un laboratorio, al ingerirla es destruida en el proceso digestivo. Lo que estos últimos investigadores parecen ignorar es que cuando la lecitina es digerida en el intestino se difunde por todo el organismo y se mezcla con otros ácidos grasos útiles formando fosfolípidos, altamente importantes para la función del sistema nervioso.

La conclusión es que la mitad de la lecitina no se destruye comiendo. Por sus características emulgentes ya podemos asegurar que funde el colesterol, previene las placas y por eso no nos debe extrañar leer noticias que nos dicen de una persona que comía 25 huevos al día y que su viejo corazón no tenía ninguna señal de enfermedad.

Pero la lecitina también es crucial en la función del hígado y la vesícula biliar. Se ha descubierto recientemente que dosis continuadas pueden prevenir e incluso corregir las cirrosis causadas por el exceso de alcohol.

La cantidad de lecitina y colesterol en sangre varían según la edad, teniendo una mayor concentración de lecitina los niños y personas jóvenes. Alrededor de los 20 años de edad se encuentra en mayor proporción y sólo sigue así en las personas sanas, pero en las personas con problemas circulatorios y biliares predomina el colesterol.

Para solucionar este problema hemos de aportar a nuestro organismo la cantidad de lecitina que va perdiendo con los años, sin olvidar además que es un componente de la membrana celular y su ingestión en el organismo se traduce en una acción rejuvenecedora.

Otra característica importante a tener en cuenta es que este compuesto es rico en fósforo orgánico de fácil asimilación, el alimento ideal para el cerebro. Todas las personas que desarrollan trabajos intelectuales tienen un desgaste mayor de fósforo que aquellas que realizan trabajos manuales, por lo que es muy recomendable que estas personas tomen lecitina a diario para proporcionar a su cuerpo el fósforo que pierden mediante su trabajo intelectual.

Debido a la particular constitución del cerebro y la médula espinal, es aconsejable que las mujeres embarazadas tomen suplementos que aseguren el suficiente aporte de grasas poliinsaturadas y fósforo, indispensables ambos para la buena formación del bebé.

Como ya la publicidad se ha encargado de repetirnos, la lecitina es el mejor remedio natural para controlar el exceso de colesterol, al mismo tiempo que facilita la digestión de las grasas, moviliza las que puedan existir en exceso (por ello se le atribuyen propiedades adelgazantes), alimenta nuestro cerebro con fósforo, recompone la membrana celular y posee un ligero efecto rejuvenecedor.

Aminoácidos

Lo que verdaderamente caracteriza a las proteínas es el estar compuestas de otras unidades menores unidas entre sí, llamadas aminoácidos. Es como un tren con muchos vagones. El tren en conjunto es la proteína, mientras que los vagones son los aminoácidos y sin ellos no hay proteína. Además, el número de vagones (aminoácidos) varía según la proteína a formar, lo mismo que su posición en la cadena. Cada aminoácido posee en su extremo dos grupos activos de átomos: uno es el grupo amino y el otro el grupo ácido, de ahí su nombre.

Estos son los más esenciales:

L-Lisina

Es un aminoácido esencial en el desarrollo infantil, no tanto a nivel muscular como de estatura, la cual estimula de una manera directa o por su acción indirecta sobre la hormona del crecimiento. En unión a la Carnitina facilita el desarrollo, mejora el apetito, estimula la quema de las grasas corporales y potencia las defensas corporales inespecíficas, especialmente contra los virus.

Es indispensable en la producción del colágeno, en el desarrollo muscular y en la producción de hormona del crecimiento, aunque este último efecto está limitado a los niños y apenas tiene acción en los adultos, aunque exista déficit de la hormona somatotropa.

Es vital en la producción de anticuerpos y para combatir las enfermedades virales.

Estimula la producción de los jugos gástricos en unión a la Carnitina, mejora la fertilidad de los varones unido a la Arginina y potencia la memoria conjuntamente con el ácido glutámico.

Activa la síntesis del colágeno en conjunción con la vitamina C y ayuda al hígado en su papel antitóxico.

L-Arginina

Estas son algunas de sus aplicaciones más confirmadas:

Estimula la formación de la hormona del crecimiento, aunque se cree que solamente cuando existe déficit. En este sentido un niño cuya genética le obligue a ser de estatura pequeña no crecerá más con su administración.

Estimula el desarrollo de la masa muscular en los adultos por su efecto favorable a la síntesis de las proteínas.

Ayuda a bajar de peso en los pacientes cuyas grasas corporales se movilicen poco como energía, especialmente si la unimos a la Carnitina.

Mejora la respuesta del sistema inmunitario, especialmente de los linfocitos de la serie T3 e impide la proliferación de células malignas aún no metastásicas. También impide la acumulación excesiva de amoníaco cerebral por lo que ayuda a eliminar rápidamente el alcohol etílico en las borracheras.

Junto a la vitamina E ayuda a la producción del líquido seminal, favoreciendo la proliferación y madurez de los espermatozoos.

Tiene un importante efecto rejuvenecedor masculino por sus efectos sobre la esfera genital, la próstata, la calidad de la pared arterial y el metabolismo del calcio.

Tiene algún efecto positivo en la memoria del anciano, especialmente unido a la Glutamina.

Acetil-L-Carnitina

Se trata de un nutriente con muchas funciones importantes en el cerebro y el sistema nervioso, así como en el corazón y el sistema cardiovascular. Aunque la Carnitina se emplea desde hace muchos años como estimulante del apetito, actualmente se considera que su papel en la función del corazón y el cerebro, especialmente como acetyl-L-Carnitina, es aun más interesante.

Su presencia es imprescindible para todo el metabolismo graso, controlar el colesterol sanguíneo, ajustar la tasa de triglicéridos a los requerimientos diarios y mejorar el aporte de oxígeno a todo el sistema muscular y cardíaco.

Como energético es capaz de proporcionar energía en los deportes de larga duración, evitar que el corazón aumente peligrosamente sus pulsaciones, prevenir la fatiga muscular en los obesos e incrementar la resistencia a la fatiga en general. Ultimos experimentos le dan alguna propiedad en la síntesis de las prostaglandinas y el buen aprovechamiento de las vitaminas D y E, por lo que quizás tenga algún efecto positivo en la fertilidad masculina y la función ovárica.

L-Triptófano

Se trata de un aminoácido esencial, no sintetizado en el cuerpo, precursor de la serotonina, un neurotransmisor importante. Actualmente no se encuentra disponible en venta libre pues algunas personas desarrollaron una enfermedad muscular alérgica extraña, en ocasiones mortal. Posteriormente se demostró que esas personas habían tomado unos envases japoneses en mal estado, aunque todavía ningún juez ha querido levantar la prohibición.

Aplicaciones no carenciales:

Cualquier tipo de dolor, sea crónico agudo, como terapia sola o combinada con los fármacos habituales, lo que permitirá reducir la dosis de éstos.
Insomnio crónico o para quitar poco a poco la dependencia a los hipnóticos utilizados.
Para tratar problemas de ansiedad o emocionales que cursen con tristeza, apatía, depresiones o neurosis.
En casos de obesidad por bulimia.

N-acetyl-glucosamina

También se puede emplear el sulfato de glucosamina, siendo ambos muy importantes para el tejido conjuntivo. Algunos doctores informan que estas substancias mejoran la artritis, e

123

incluso la pueden llegar a curar, y quizá otras alteraciones del tejido conjuntivo. La N-acetyl-glucosamina es más cara que el sulfato del glucosamina, pero es más eficaz.

CAPÍTULO 8

Plantas medicinales

El uso de las hierbas para el tratamiento de las enfermedades es tan viejo como la civilización misma. Muchas culturas antiguas han tenido conocimiento extenso de las hierbas y sus propiedades curativas, y tenemos datos de un tal PenTsao (3000 a. C.) en China, que aseguraba disponer de mil remedios herbarios bien clasificados. Hay también pruebas que los remedios herbarios eran empleados en el Egipto antiguo y en Grecia, lo mismo que sabemos que las hierbas fueron usadas en Bretaña durante la ocupación romana y que se clasificaron mucho mejor con el crecimiento en órdenes religiosas. Los monasterios se convirtieron en centros de información médica y los huertos con plantas medicinales eran comunes en aquellos años.

Las hierbas pueden usarse de muchas maneras, principalmente mediante tés o infusiones, aplicadas en fomentos, ungüentos, yesos y cataplasmas. Son eficaces para tratar un amplia gama de dolencias y es interesante resaltar que una gran parte de los medicamentos modernos se derivan de ellas, aunque por desgracia nunca se emplea la planta en su totalidad. El hecho de aislar algún componente activo desequilibra la obra de la naturaleza y nos deja un producto que, aunque eficaz, aporta simultáneamente una gran cantidad de efectos secundarios.

El Herbalismo asume el principio holístico de sanar a la persona en lugar de la enfermedad y como resultado de ello la curación es mucho más completa y rápida.

Las 20 plantas medicinales más importantes:

ÁRNICA
Arnica montana

Composición:
Contiene tanino, fitosterina, inulina, arnicina, ácido palmítico, flavonoides, ácidos fenólicos, alcoholes terpénicos, betaína, colina y manganeso.

Usos medicinales:
Internamente es estimulante de la circulación, astringente y antiespasmódica, es eficaz para la insuficiencia cardíaca moderada y severa, la insuficiencia circulatoria en extremidades y los espasmos gástricos. Como estimulante circulatorio tiene la propiedad de actuar con mucha rapidez, aunque hay que ser muy prudente con la dosis. Estimula la función biliar y excita sensiblemente el sistema nervioso.

Externamente es antiinflamatoria y antibiótica moderada, es un eficaz remedio contra golpes, contusiones y traumatismos en general, aunque no se puede aplicar cuando hay heridas abiertas o hemorragias. Baja la inflamación y anula el dolor rápidamente.

Su grado de toxicidad es medio, aunque depende de la dosis. Su uso por vía interna es muy eficaz pero debe ser dirigido por un especialista. Externamente no es tóxica pero en concentraciones altas puede tener un efecto vesicante.

Tiene sinergia internamente con el Ginkgo Biloba en la insuficiencia cerebral y con el Espino Blanco en la insuficiencia coronaria.

La raíz seca y pulverizada se ha empleado en la antigüedad para provocar estornudos.

BARDANA
Arctium lappa

Composición:
Tiene polienos, ácidos alcoholes, taninos e inulina, además de un principio antibiótico en la raíz eficaz contra el estafilococo dorado. Las hojas contienen, además, artiopicrina, calcio y magnesio.

Usos medicinales:
Antidiabética, depurativa, antibiótica. Es uno de los mejores depurativos que existen, pudiéndose emplear indistintamente por vía oral o tópica con el mismo éxito. Es eficaz, por tanto, en el acné, dermatosis, vitíligo, psoriasis, caída del cabello y como antibiótica en la mayoría de las infecciones, aunque de manera especial en amigdalitis y sarampión.

Tiene igualmente propiedades insuperables contra la gota, la eliminación del ácido úrico y la diabetes. Se le atribuyen propiedades antitumorales dignas de ser tenidas en cuenta. Produce un aumento benéfico de la sudación y es eficaz en las enfermedades febriles.

Externamente es el tratamiento de elección en las dermatosis, forúnculos, ántrax, alopecia, caspa, hongos, infecciones vaginales y lavado de heridas infectadas.

No tiene efectos secundarios, aunque hay que tener en cuenta su efecto hipoglucemiante.

Su sinergia se encuentra con la Fumaria en los tratamientos depurativos y con la Equinácea en las heridas y las enfermedades infecciosas.

BOLSA DE PASTOR
Capsella bursa-pastoris

Composición:
Histamina, ácido fumárico, flavonoides, colina, tiramina, taninos y saponina.

Usos medicinales:
Es antihemorrágica, hipertensora, emenagoga y cicatrizante. Es uno de los mejores antihemorrágicos conocidos, inclusive localmente. Actúa en metrorragias, heridas y pérdidas de sangre internas, así como en varices, hemorroides y flebitis. Controla los desarreglos menstruales, las fiebres intermitentes y se le han encontrado efectos como antitumoral.

Externamente es eficaz en las heridas sangrantes y como colirio puede detener las hemorragias oculares y nasales. No tiene toxicidad, pero se debe aplicar con moderación en hipertensos.

Su sinergia se da con el Hidrastis en las metrorragias y los tumores vaginales.

Puede consumirse como alimento.

CARDO MARIANO
Silybum marianum

Composición:
Silimarina, silibina, flavonoides.

Usos medicinales:
Es el mejor hepatoprotector conocido, capaz de regenerar al hepatocito. Es eficaz también como colagogo, antitóxico, digestivo y aperitivo. Se emplea con éxito en la cirrosis, las insuficiencias biliares, las malas digestiones y como tónico hipertensor.
Tiene acciones positivas en las hemorragias digestivas, nasales y vaginales, así como en las hemorroides. Alivia la gripe, la cistitis y contribuye a eliminar cálculos renales y vesiculares.
No tiene toxicidad.
Su sinergia se da con el Diente de león.

COLA DE CABALLO
Equisetum arvense

Composición:
Hierro, potasio, aluminio, sílice, equisetina, vitamina C y tanino. Flavonoides, glucósidos y alcaloides.

Usos medicinales:
Es potente diurético y remineralizante. Se emplea como remineralizante, especialmente en problemas óseos como osteoporosis, raquitismo y fracturas. Es un excelente

diurético, rico en potasio, que ayuda a controlar las hemorragias de nariz, potenciando la coagulación sanguínea en general.

Actúa como antirreumático restableciendo la integridad de los tejidos, mejora las defensas orgánicas, elimina el exceso de ácido úrico, los cálculos renales y corrige las metrorragias y la dismenorreas.

Externamente se emplea también en las hemorragias de nariz, las heridas sangrantes y las hemorroides.

Frena la proliferación y división celular en casos de metástasis cancerosa. Eficaz en cistitis.

Tiene sinergia con la Bolsa de pastor en hemorragias, con la Dolomita en el raquitismo y la osteoporosis y con los espárragos en la insuficiencia renal.

No tiene toxicidad.

DIENTE DE LEÓN
Taraxacum officinale

Composición:
Hojas, flavonoides, vitaminas, cumarinas.
Raíces, inulina, resina, amargos.

Usos medicinales:
Colagogo y colerético, digestivo, depurativo. Las hojas tiernas y jóvenes son un exquisito plato como ensalada, además de muy nutritivas. El único requisito es lavarlas bien para quitarles ligeramente su amargor.

En medicina natural se emplea preferentemente como colagoga y colerética, además de en todas las hepatopatías, siendo uno de los mejores remedios que existen para estas patologías. Disuelve y elimina los cálculos biliares y es un excelente e inocuo diurético.

Se puede emplear también en arteriosclerosis, estreñimiento, obesidad, reumatismo y gota, así como en las enfermedades de piel.

Se puede confundir con la Cerraja y el Cerrajón, ambas de la misma familia, aunque éstas últimas son más adecuadas para el ganado.

Con sus raíces tostadas se prepara en muchos lugares de Iberoamérica un sucedáneo del café mucho más saludable y barato. En épocas de penuria económica muchos pueblos han podido sobrevivir comiendo solamente ésta planta en su totalidad.

La savia del látex aplicada directamente elimina las verrugas y la infusión resulta útil en las infecciones vaginales por hongos.

No tiene toxicidad.

DROSERA
Drosera rotundifolia

Composición:
Contiene quercitol, glucosa, droserina, naftoquinonas, taninos, plumbagina, ácido propiónico, taninos, enzimas, aceites y un colorante antociánico.

Usos medicinales:
Planta muy eficaz como antitusígena, antiespasmódica y antiasmática. Es una de las mejores plantas para el tratamiento del asma, la tosferina y la tuberculosis pulmonar. Elimina la tos irritativa y alivia el

broncoespasmo. Su efecto antibiótico la hace especialmente recomendable en las infecciones broncopulmonares, especialmente las producidas por el estafilococo, neumococo y estreptococo.

Tiene efectos sudoríficos y mejora la esclerosis y el reumatismo. Se le atribuyen propiedades afrodisiacas.

Externamente se emplea contra las verrugas.

Puede teñir la orina de color rojo.

Es más eficaz en infusión o decocción que en diluciones homeopáticas.

Tiene sinergia con la Lobelia en el asma, con el Tomillo en las infecciones bronquiales y con la Grindelia en la tos. También es de gran ayuda mezclada con la Bardana en el Sarampión.

No tiene toxicidad.

EQUINÁCEA
Echinacea angustifolia

Composición:
Resina, equinaceína, equinacósido y aceite esencial.

Usos medicinales:
Antibiótica y antitérmica. Es un excelente antibiótico natural que estimula, además, el sistema defensivo. Baja la fiebre, es antiinflamatorio y analgésico, pudiéndose emplear incluso en afecciones virales.

Externamente conserva las mismas propiedades en gargarismos, heridas infectadas, quemaduras y como cicatrizante.

Puede producir sudor y un aumento de la saliva. Es adecuado emplearlo en aquellos pacientes que reciben radiaciones.

Se puede emplear como preventivo de enfermedades invernales infecciosas.

Se le ha encontrado sinergia con el Tomillo.

No tiene toxicidad.

ESPINO BLANCO
Crataegus oxycantha

Composición:
Contiene purinas, colina, ácidos triterpénicos, crataególico, flavonoides, quercetol, ácido caféico, antocianinas, histamina y vitamina C.

Usos medicinales:
Hipotensora, cardiotónica, calmante y antiespasmódico. Es el remedio de elección en toda la patología cardíaca, en especial la insuficiencia. Regula la tensión arterial alta y baja, la tensión descompensada y corrige las taquicardias y palpitaciones, especialmente de origen nervioso. Mejora la arteriosclerosis, el exceso de colesterol, y los espasmos vasculares.

La corteza se empleaba contra la malaria.

Su acción no está tanto en la dosis, como en la continuidad. Dosis altas no tienen mejores efectos.

Es una buena planta para elaborar deliciosos y útiles vinos medicinales.

No tiene toxicidad.

EUFRASIA
Euphrasia officinalis

Composición:
Tanino, aucubina, flavonoides, rinantina y alcaloides.

Usos medicinales:
Astringente y antiinflamatoria. Es la mejor planta medicinal para el lavado de los ojos, mucho más eficaz que la popular Manzanilla.
También tiene efectos como descongestionante nasal y en las digestiones lentas.
Emplear solamente para lavados oculares. No es eficaz por vía interna para mejorar los problemas de los ojos.
Tiene toxicidad media por vía oral e inocua para lavados oculares.

GINKGO
Ginkgo biloba

Composición:
Antocianinas, flavonoides y ginkgólidos.

Usos medicinales:
Excelente venotónico en varices y hemorroides. Mejora la circulación cerebral, la insuficiencia circulatoria y la fragilidad capilar. Previene la formación de coágulos y acelera la recuperación después de una apoplejía, consiguiendo el restablecimiento de la memoria.
Mejora el flujo de sangre en las piernas y la circulación en los cuerpos cavernosos del pene, por lo que se le considera

un buen afrodisíaco. Actúa contra el deterioro de la retina en ancianos, disminuye los zumbidos de oídos y mejora las afecciones asmáticas.
No tiene toxicidad.

GINSENG
Panax ginseng

Composición:
Ginsenósidos, panaxósidos, estrógenos y las vitaminas C y B.

Usos medicinales:
Estimulante nervioso, hormonal y muscular. Hipoglucemiante ligero, antiespasmódico y afrodisíaco.
Es la planta medicinal más utilizada en todo el mundo y de la que todavía no conocemos todas sus propiedades. Se emplea con éxito en los decaimientos, agotamiento nervioso, estrés, fatiga intelectual, mala memoria y riego sanguíneo cerebral disminuido. Para corregir los problemas nerviosos y hormonales de la menopausia, para aumentar las defensas inespecíficas, en la disminución prematura de la potencia sexual, como regulador de la presión sanguínea y en las diabetes no estabilizadas.
Se le han encontrado acciones anticoagulantes, hipoglucemiantes y hepatoprotectoras, además de reducir el daño de la radioterapia.
No se recomiendan dosis diarias superiores a los dos gramos, aunque se han logrado resultados óptimos en casos de insomnio empleando cinco gramos/día.

En el mercado se encuentran preparados adulterados con azúcar y raíces de menos de seis años.

A pesar de que no tiene toxicidad, no hay que sobrepasar la dosis de dos gramos diarios.

HARPAGOFITO
Harpagophytum procumbens

Composición:
Procúmbico, harpagoquinona, harpagósido, harpágido, flavonoides, esteroles, estaquiosa y ácidos triterpénicos.

Usos medicinales:
Antiinflamatorio.

Es el remedio natural más empleado en las afecciones reumáticas, superando en la mayoría de los casos a los compuestos químicos. Su ausencia de efectos secundarios y el hecho de que la curación llegue por la regeneración y no por el efecto analgésico, le hacen ser un antirreumático de primer orden.

Tiene efectos analgésicos moderados y es eficaz en artrosis, artritis reumatoide y gota, especialmente si se une al Perna canalículus.

No solamente se tolera bien a nivel gástrico sino que ejerce un efecto favorable en las afecciones gastrointestinales. Mejora las neuralgias, la prostatitis, el adenoma de próstata y el exceso de colesterol.

Aunque no tiene toxicidad no debe administrarse en el embarazo.

HINOJO

Foeniculum vulgare

Composición:
Cumarinas, umbeliferona y bergapteno en la raíz.
Glúcidos, lípidos, prótidos, cumarinas y esencia en los frutos.
Flavonoides y esencia en las hojas.

Usos medicinales:
Es carminativa, emenagoga, expectorante y antiespasmódica.
Sus semillas machacadas se emplean ampliamente para dar sabor a algunos platos y facilitar su digestión. También para corregir los gases intestinales, evitar los espasmos y como aperitivo. Posee propiedades importantes como expectorante y mucolítico, para estimular la menstruación y aumentar la diuresis.
Su efecto como estimulante del sistema nervioso es alto, por lo que hay que emplearlo con mesura en niños pequeños. Recientemente se le han encontrado efectos favorables en la menopausia (contiene estrógenos) y en el cáncer de próstata.
No emplear en animales guardianes; les vuelve miedosos.
No tiene toxicidad, pero su esencia no debe emplearse en niños.

HIPERICÓN
Hypericum perforatum

Composición:

Contiene hipericina, hiperósido, rutina, aceite esencial, tanino, flavonoides y quercetol.

Usos medicinales:
Sedante, astringente, vulnerario.
Es el mejor antidepresivo natural que existe, sin que tenga efecto excitante. Corrige la ansiedad, las taquicardias y las neurosis. Mejora las funciones biliares, las varices y las neuralgias. Se conocen informes sobre su efecto benéfico en el SIDA, aunque no se sabe si actúa contra el virus o estimulando el sistema defensivo.
Externamente es un remedio natural contra las quemaduras, las heridas, contusiones y llagas.
Con las flores se prepara un delicioso vino medicinal para combatir los decaimientos.
Su grado de toxicidad es bajo, aunque puede ser fotosensible. No tomar el sol cuando se emplea tanto por vía interna como externa.

MANZANILLA ROMANA
Anthemis nobilis

Composición:
Polifenoles, isobutilo, nobilina, camazuleno, ácido caféico, inositol, cumarinas y flavonoides.

Usos medicinales:
Aromática, de gusto amargo, emenagoga, antiespasmódica.
Está indicada en casos de meteorismo, digestiones lentas, dismenorreas e insuficiencia biliar. Posee efectos benéficos

en las úlceras gástricas, en las dismenorreas y en los dolores de la artritis. Estimula el sistema inmunológico.

Externamente conserva algunas de las propiedades de la Manzanilla dulce, aunque no justifica su aplicación de forma local.

No administrar junto con licores de quina ni con plantas ricas en taninos.

No tiene toxicidad.

OLIVO
Olea europea

Composición:
Manitol, glucosa, resina, oleorropina, oleasterol y oleanol,.
Los frutos son ricos en sales minerales, vitaminas A y D, ácido oleico, linoleico y palmítico.

Usos medicinales:
Hipotensor, diurético, hipoglucemiante (las hojas).
Como hipotensor y antiarteriosclerótico. Favorece la dilatación de las coronarias, controla las arritmias, mejora la diabetes y tiene efecto diurético leve. Las hojas tienen sinergia con el Espino blanco en la hipertensión.

Sus frutos, las aceitunas, son un buen remedio para bajar el colesterol, son laxantes, facilitan la evacuación de la bilis y aplicadas externamente suavizan y nutren la piel.

Los restos de la aceituna una vez exprimida se emplean como alimento para el ganado, mientras que la madera se usa en trabajos de ebanistería y para hacer carbón vegetal.

No tiene toxicidad.

ORÉGANO
Origanum vulgare

Composición:
Terpineol, ácido cafeico, timol, carvacrol, rosmarínico y clorogénico, flavonoides, linalol y ácido ursólico.

Usos medicinales:
Carminativo, expectorante y antiséptico.
Mejora las digestiones, impide la formación de gases y tiene efecto tónico general. Ayuda a producir la menstruación y suaviza las vías respiratorias.
Externamente se puede emplear para lavar heridas, quemaduras, úlceras y en dolores reumáticos. La esencia es eficaz para calmar localmente el dolor de oídos.
No tiene toxicidad, pero no hay que emplear la esencia en los niños.

SAÚCO
Sambucus nigra

Composición:
Flavonoides, rutina, mucílago y potasio en las flores.
Alcaloides, colina, triterpenos en la corteza.
Azúcares, pectina, ácidos orgánicos, antocianos en los frutos.
Vitamina C, ácido málico y valeriánico, carotenos en las hojas.

Usos medicinales:
Sudorífico y vitamínico.

Se emplea con éxito en fiebres, gripes y resfriados. También mejora el reumatismo, la gota, la litiasis renal, la cistitis y el estreñimiento. Las hojas tienen efecto laxante y antihemorrágico, las bayas depuran el organismo y son antineurálgicas, mientras que las flores se emplean en infecciones invernales, contra la tos y para estimular la producción de leche en las madres.

Se le reconocen efectos para estimular las defensas orgánicas.

Con el fruto se preparan jaleas y mermeladas e incluso licores caseros, aunque en dosis prolongadas pueden ser algo tóxicos especialmente para los cardiópatas.

Su madera es apreciada para fabricar artículos de artesanía.

TOMILLO
Thymus vulgaris

Composición:
Linalol, terpineol, timol, geraniol, carvacrol, flavonoides y ácidos fenólicos.

Usos medicinales:
Es el mejor antibiótico natural disponible. Es estimulante, balsámico y carminativo.

Es muy eficaz en infecciones de vías respiratorias, especialmente amigdalitis, así como en el enfisema, bronquitis, y la tos irritativa. También en la insuficiencia biliar, digestiones lentas, gases intestinales, parásitos y falta de apetito. Tienen buenas propiedades como estimulante nervioso y cerebral, mitigando el cansancio.

Externamente se usa para curar infecciones de piel, vaginitis, estomatitis y contra la caída del cabello.
Es el antibiótico de elección en la homeopatía, reforzando incluso el sistema inmunitario e impidiendo las recidivas.
No tiene toxicidad.

CAPÍTULO 9

Oligoterapia

Mientras que muchos enzimas contienen aminoácidos de gran peso molecular, suficientes por sí mismos para ejercer su actividad catalítica, otros necesitan la presencia de cofactores orgánicos e inorgánicos, entre los cuales se hallan algunos oligoelementos. Esta clase de enzimas son, además, muy específicos, incapaces de generar reacciones generales y solamente pueden actuar, catalizar, respecto a un sustrato homólogo.

Los oligoelementos, como iones inorgánicos que son, forman parte como cofactores de numerosos enzimas (denominándose metaloenzimas), o si no es así facilitan su acción, como una llave facilita la entrada.

Por eso es muy difícil clarificar cuál es el modo de acción de los oligoelementos y solamente podemos emplearlos de manera empírica, algo que la medicina natural viene haciendo con éxito durante milenios. Sabemos que hay algunos que ejercen su función como elementos metálicos unidos a una proteína, mientras que otros son simples enlaces entre el enzima y el sustrato, permitiendo la reacción. Algunos, los menos estudiados, se comportan como si fueran conductores o imanes electrónicos, lo que facilita una interesante labor oxidoreductora.

Definición

Podemos considerar un oligoelemento como un mineral cuya presencia en el organismo es igual o inferior al 0,01% del peso seco del cuerpo humano, aunque como esto no explica su papel en el mantenimiento de la vida es necesario establecer una diferencia entre los oligoelementos esenciales y los no esenciales.

Un oligoelemento esencial sería, por tanto, aquel que está presente de manera continuada en un organismo vivo y cuya presencia conduce o es imprescindible para el restablecimiento de la salud. También hay que incluir como esencial aquel o aquellos cuya presencia es necesaria para prevenir enfermedades o evitar la predisposición a padecerlas. Además, un oligoelemento debe de ser capaz de actuar o promover acciones catalíticas no solamente cuando existe carencia de él, sino incluso cuando hay suficiente cantidad en el organismo.

Este dato es similar al de las vitaminas. Muchos profesionales las consideran solamente como nutrientes que hay que aportar a la dieta para que no existan carencias y por tanto solamente las emplean en las enfermedades carenciales, mientras que otros, aún cuando no existan carencias, utilizan dosis adicionales para producir efectos beneficiosos.

La administración de los oligoelementos se puede hacer en forma de ampollas bebibles, cápsulas o gránulos una vez por día, aunque como veremos a continuación en los casos agudos se podrán administrar sin peligro alguno cada hora.

En el caso de emplear varios oligoelementos es mejor no darlos mezclados y espaciarlos entre sí al menos media hora, aunque no es una norma que sea totalmente imprescindible. Lo que sí es necesario es darlos una hora antes de las comidas o dos horas después.

La presentación en ampollas se da en solución isotónica de glucosa en alcohol de 15°, y en cápsulas con lactosa de disgregación entérica. La dilución media es a la 4CH.

Las cinco diátesis básicas son:

1. **Alérgica o artrítica (Manganeso).**
2. **Hipoesténica (Manganeso-Cobre).**
3. **Distónica (Manganeso-Cobalto).**
4. **Anérgica (Cobre-oro-plata)**
5. **Desadaptación (Zinc-niquel-cobalto)**

La palabra diátesis significa predisposición mórbida a padecer determinas enfermedades, quizá por motivos hereditarios. Sin embargo, esto solamente es una explicación incompleta de la palabra y habría que añadir que también existe un "terreno" favorable o desfavorable para padecer enfermedades.

Ello no quiere decir que no podamos actuar sobre las características heredadas, ya que si bien existe por esta causa una tendencia a padecer determinadas enfermedades si modificamos el terreno impediremos su desarrollo. Así, existen dos diátesis que podemos considerar adquiridas y otras dos que son la consecuencia de la evolución y el crecimiento, siendo estas últimas las que terminan condicionando nuestra salud. La diátesis quinta, la de desadaptación, sería la incapacidad del individuo para adaptarse a las circunstancias adversas, al menos sin ayuda.

Diátesis 1

En resumen, padecen con frecuencia:

Asma, urticarias, eczemas, rinitis, conjuntivitis y alergias primaverales.
Dolores articulares diversos, hernias de disco, artrosis cervical, artritis.
Trastornos cardiovasculares como taquicardias y alteraciones de la tensión arterial.
Insuficiencia hepática, hipertiroidismo, acetonemia y disfunciones biliares.
Reglas dolorosas, cansancio matutino, sueño intranquilo y grandes oscilaciones en su carácter y la memoria.
El oligoelemento adecuado es el **Manganeso**.

Diátesis 2

En resumen, padecen con frecuencia:

Infecciones de vías respiratorias que se agravan en el invierno como bronquitis, asma, sinusitis, vegetaciones, otitis y faringitis.
Afecciones dérmicas con acné, dermatosis y picores.
Alteraciones de ovarios e hipotiroidismo.
Anemias y reumatismos articulares no deformantes.
Responden al **Manganeso-Cobre**.

Diátesis 3

En resumen, padecen con frecuencia:

Distonías neurovegetativas que se manifiestas con ansiedad, hiperactividad, irritabilidad, depresiones, melancolía, ansiedad y fuerte emotividad.
Frecuentemente hay impotencia, aversión al otro sexo, menopausia adelantada, dismenorreas y fibromas.
Mareos, vértigos, piernas pesadas, doloridas y hemorroides.
Pérdida de la energía y de la memoria.
Cansancio a lo largo de todo el día.
Alteraciones de la tensión, arteriosclerosis, colesterol, ácido úrico y litiasis renal.
Jaquecas y sensación de padecer del corazón.
Responden al **Manganeso-Cobalto**

Diátesis 4

En resumen, padecen con frecuencia:

Obesidad en la edad madura, unida a la celulitis en las mujeres.
Hambre a media mañana y a media tarde.
Hiperglucemia que puede degenerar en diabetes.
Calvicie, malas digestiones, aerofagia, colitis y sensación de vacío en el estómago.
Sueño después de las comidas y pocas energías por la tarde.
Depresiones alternadas con irritabilidad.
Disfunciones hormonales.
Piel caliente.

147

Estreñimiento.
Responden al **Cobre-oro-plata**

Diátesis 5

En resumen, podemos emplearlo en:

Reumatismos graves, fiebres altas, infecciones severas y de repetición, viriasis, caquesia y envejecimiento intenso.
Cansancio continuado inexplicable, poca capacidad moral y psíquica para la lucha diaria, angustia, insomnio y pesadillas.
Deformaciones de columna con cifosis y escoliosis, anginas de repetición e hipertrofiadas, bajas defensas orgánicas, mala memoria, indecisión, falta de estímulo vital y depresión.
Responden al **Zinc-niquel-cobalto.**

Notas:

- La forma idónea es la perlingual, esto es, poner la sustancia debajo de la lengua y mantenerla durante un minuto. Los gránulos se pueden chupar lentamente, sin masticarlos y es la forma más adecuada para los niños. También se puede emplear un terrón de azúcar moreno y diluir la sustancia en él, recurso éste muy adecuado para niños pequeños. Las cápsulas nunca se deben masticar y hay que tragarlas enteras.
- La posología no es tan metódica como cuando administramos un medicamento y debe adaptarse continuamente al enfermo y a la evolución de la

enfermedad. Por término medio se darán tres dosis al día una hora antes de las comidas o dos horas después. Las patologías graves o agudas requieren un tratamiento cada hora o incluso cada media hora. Los casos crónicos suelen resolverse con una dosis cada día o en días alternos.

- No se logran mejores efectos con aumentar las dosis ni la cantidad de principio activo.
- La oligoterapia es el remedio de elección en las enfermedades crónicas, pero quizás no funcione como deseamos en las graves o agudas.

CAPÍTULO 10

Elementos especiales

Se consideran como lo mejor de la Medicina Natural, o al menos con tanta importancia como las plantas medicinales o las vitaminas. Se trata de elementos bio-químicos encontrados en las plantas, en el mar o elaborados por las abejas, que tienen actividad biológica intensa.

Extracto del Ñame salvaje.
Dioscórea Villosa

Planta herbácea de la familia de las dioscóreas, con tallos endebles, hojas grandes, flores pequeñas y verdosas en espigas, y raíz tuberculosa, de corteza casi negra y carne parecida a la de la batata, que cocida o asada se consume habitualmente en los países intertropicales.
El Ñame posee precursores de la pregnenolona, a su vez precursora de las progesteronas y de la DHEA (dehidroepiandrosterona), la hormona principal de la corteza suprarrenal. La hormona DHEA está siendo considerada por investigadores de todo el mundo como el descubrimiento más importante para la salud y la longevidad. Se han publicado miles de experiencias e investigaciones con la DHEA, en las que se mencionan sus muchos beneficios. Normalmente, la DHEA alcanza su máxima concentración en sangre a los 20 años, y desde ese momento comienza a

disminuir lentamente a lo largo de la vida, lo que parece ser ocasiona varias enfermedades por el envejecimiento.

La utilización frecuente del extracto de Ñame salvaje parece aportar una nueva juventud y fortaleza a quienes lo emplean.

Las algas

Son las formas primordiales de vida, y hoy sigue siendo la base de la cadena alimenticia. Son las primeras creadoras de oxígeno, más aún que los vegetales terrestres y gracias a ellas la vida fue posible hace muchos millones de años. Hoy siguen siendo una comida extraordinaria, llena de nutrientes, para los seres humanos.

Se trata de organismos verdes, con clorofila y otros compuestos relacionados. La clorofila se compone de partes idénticas a la hemoglobina, excepto que se desarrolla a partir del magnesio mientras que la hemoglobina lo hace del hierro. Estos organismos contienen una gran cantidad de beta-carotenos y carotenoides. .

Nutrientes en las algas

Ya sabemos que los complementos más beneficiosos generalmente son los naturales. Como es implícito, el cuerpo a veces rechaza mediante náuseas y vómitos, especialmente cuando se ingieren con el estómago vacío, aquellos compuestos que no son adecuados o que pueden ser peligrosos. Esto ocurre también con los complementos farmacéuticos que llevan hierro o vitaminas, pues el cuerpo no los reconoce como nutrientes.

Las algas son una fuente de comida natural rica en nutrientes que el cuerpo puede absorber y usar inmediatamente, lo que se denomina como biodisponibilidad. Los minerales de las algas son perfectamente metabolizados puesto que están unidos a los aminoácidos, un fenómeno conocido como quelación. Las algas suelen contener casi un 65% de proteínas, y en ellas están al menos los 8 aminoácidos esenciales, más otros 10 aminoácidos no esenciales. Por comparación, el huevo contiene un 45% de proteínas, la levadura de cerveza 45%, la soja 40%, y la leche desnatada 35%.

Sin embargo, la proteína es una macronutriente (se necesita en grandes cantidades) y las algas pueden ser difíciles de cocinar para muchas personas y no es habitual que se acepte su sabor en grandes cantidades, aunque no existen problemas para emplearlas como condimento. Por ello es mejor pensar en ellas como un aporte adecuado de micronutrientes, especialmente de minerales o vitaminas.

Las algas también son una fuente importante de antioxidantes pues contienen dosis altas de vitaminas C, complejo de B, y E que evitan el daño de los radicales libres. La mayoría contienen manganeso y cobre, selenio, sulfo-glicolípidos y polisacáridos, nutrientes todos que están siendo objetos de un gran interés para el tratamiento de varias enfermedades. Gramo por gramo, las algas son más ricas en calcio que cualquier otra comida y hay que tener presente que se consideran como completos de la comida, no algo que la reemplaza.

También son una fuente de cinc, un co-factor esencial en más de 100 enzimas, y un mineral imprescindible en reacciones enzimáticas antioxidantes.

Algas para atletas

Nos dicen a menudo que nosotros podemos conseguir todos los nutrientes que necesitamos de una dieta bien equilibrada, pero esto puede ser muy problemático para un atleta profesional. Incluso las personas sedentarias pueden tener momentos de intensa actividad y les será difícil precisar qué cantidad de nutrientes necesitan en ese momento. Los músculos dependen de una inmensa serie de interacciones electroquímicas y los atletas ponen una tensión considerable en sus fibras musculares, a menudo violentamente, en cada movimiento que efectúan. Cuando están entrenando y desarrollando su potencial, buscando ser el mejor, hay un momento en el cual no logran nuevas ganancias, pues han alcanzado un límite conocido como "contestación adaptable", más allá del cual es muy difícil mejorar e incluso pueden existir regresiones.

La contestación adaptable, o estabilizar el rendimiento funcional, se relaciona directamente con el metabolismo o la producción de energía dentro de las células. Lograr ganancias más allá exige disponer de un metabolismo mejor y eso requiere una nutrición de alta calidad. Cada minuto, trescientos millones o más de células en nuestros cuerpos se adaptan a las circunstancias y funcionan a pleno rendimiento. La mayoría de ellas son reemplazadas inmediatamente por otras o son divididas. La actividad atlética acelera la destrucción de las células, lo mismo que acrecienta las necesidades de nutrientes.

Las algas son usadas por algunos atletas como una fuente de energía rápida. Suelen guardar esta energía directamente como glucógeno, mientras que la mayoría de las proteínas e hidratos de carbono no consiguen proporcionar energía rápida porque primero tienen que convertirlas en glucógeno.

Algas en el embarazo y la niñez

En madres, fetos, recién nacidos, y durante los primeros años de la niñez, las deficiencias en nutrientes son especialmente serias. El crecimiento rápido de los niños requiere proteínas suficientes, vitaminas y minerales, y sabemos que las deficiencias pueden causarles daños potencialmente permanentes. Las embarazadas y las que dan el pecho necesitan aumentar la ración de proteínas un 70%, pero las calorías globales no deben subir más de un 15%. Un aumento en las vitaminas del complejo B también es necesario durante el embarazo. Las algas tienen pocas calorías y muchas proteínas, así como una concentración alta de vitaminas B que le convierten en un complemento potencialmente útil durante el embarazo.

Algas para suprimir el apetito

Algunas personas están usando algas para ayudar a suprimir su apetito pues sabemos que contienen Fenilalanina, un aminoácido que se piensa actúa directamente en el centro del apetito situado en el cerebro. Pero la investigación y resultados sobre la efectividad de algas en la pérdida de peso no están comprobados y la mejor manera de perder peso es comer menos y moverse más. No hay ninguna poción mágica.

Alga Azul Verde

Esta alga crece en la zona alta del lago Klamath, al sur de Oregón, y se empieza a considerar como uno de los nutrientes más completos de la naturaleza. Para su desarrollo necesita un clima exento totalmente de contaminación, un agua rica en materiales volcánicos y mucho sol, circunstancias estas que solamente concurren en muy pocos lugares del mundo. Este invernadero natural, situado a gran altura sobre el nivel del mar, permite el desarrollo de especies, entre ellas esta alga, que son únicas en el mundo.

De nombre latino Aphanizomenon Flosaquae (AFA), contiene proteínas de gran valor biológico con los ocho aminoácidos esenciales, siendo el 75% de sus proteínas totalmente asimilables, o lo que es igual, de gran Utilidad Neta.

Su membrana celular es muy blanda, por tanto fácil de digerir sin masticar y sus nutrientes muy fácil de absorber. Aunque tiene gran similitud con la Espirulina la supera en clorofila (contiene 30 mg por gramo) y tiene siete veces más de vitamina B-12.

Chlorella

De todos los alimentos que conocemos son muy pocos los que alcanzan el nivel benefactor que nos aporta el alga esmeralda, la cual es conocida por tres funciones esenciales:

155

por la capacidad de rejuvenecimiento, por ser un eficaz desintoxicante y por su alto contenido en ácidos nucleicos.

A este alimento se le conoce también por el nombre de Chlorella, alga que tiene unos dos millones de años de existencia. Su aspecto solamente lo podríamos ver contemplándola a través del microscopio, ya que su estructura corporal está formada por una única célula. Esta característica unicelular no impide que posea una gran eficacia en la mejora de numerosas enfermedades y que sea al mismo tiempo un nutriente casi completo.

La Chlorella en sus orígenes fue estudiada como una potencial fuente de proteínas y tras numerosos estudios se llegó a la conclusión de que su eficacia podía incluso llegar a ser 50 veces superior a la proteína de cualquier otro alimento.

Espirulina

Su facilidad de reproducción permite que una sola hectárea de algas genere 40 toneladas de producto seco al año y se conocen casos de una producción de hasta 10 toneladas en un solo día.

En cuanto a su contenido en aminoácidos esenciales hay que señalar que contiene los ocho esenciales, por lo que es similar al huevo, aunque no contiene el temible colesterol. Su utilidad neta es del 61% y existe también una gran concentración de ácidos nucleicos RNA y DNA y algo del ácido graso esencial ácido gamma-linolénico.

Su hierro es muy asimilable y en bastante mayor proporción que en las espinacas, bastando un gramo diario de Espirulina para cubrir la mitad de las necesidades diarias de este mineral. También encontramos trazas de selenio, bismuto y cromo, así como la preciada vitamina B-12, la cual no es frecuente que exista en ninguna especie vegetal. Tres gramos diarios de esta alga bastan para cubrir nuestras necesidades diarias, así como los de beta caroteno o pro vitamina A.

Algas Fucus

Al igual que la mayoría de las algas marinas su contenido en ácido algínico hace que se hinche en el estómago y produzca una gran sensación de saciedad, lo que contribuye a eliminar el apetito excesivo.

Su contenido en yodo hace que también sea muy útil para casos de obesidad, hipotiroidismo y bocio, traduciéndose en un aumento significativo del metabolismo y por tanto en una mejor combustión de las grasas. El aumento de la glucemia en sangre que provoca su ingestión hace que no sintamos tanto la sensación de hambre y podamos controlar fácilmente el apetito.

Glucomanana

Aunque no es un alga marina sino un tubérculo de la especie Amorphophallus konjac de la familia de las aráceas, es necesario incluirla en este apartado de algas ya que se suele encontrar en el mercado mezclada con otras especies marinas para el tratamiento de la obesidad.

Se trata de un polisacárido de gran peso molecular y que es utilizada desde hace muchos años en el Japón como alimento saludable.

Tiene una composición similar a la celulosa, en especial en cuanto a poder absorber varias veces su propio peso en agua, formando así un volumen fluido aumentado. Ello es debido a su estructura formada por largas cadenas de manosa y glucosa unidas entre sí y que no pueden ser rotas al llegar al intestino humano ya que los jugos gástricos no son capaces de romper este enlace. De esta manera la glucomanana absorbe el agua intestinal, aumentando así el bolo fecal y el paso al exterior se realiza sin dificultad y sin absorción alguna. Por ello se comporta como una fibra excelente para casos de estreñimiento y mejora del peristaltismo intestinal.

Parece ser que además de este comportamiento de absorber agua también absorbe parte de los hidratos de carbono y las grasas presentes en los alimentos, los cuales elimina sin que se metabolicen y evita, además, que exista la subida de glucosa cuando hemos dejado de comer, lo que daría lugar a un aumento del apetito.

Productos de las abejas

Una colonia de abejas está formada por varios cientos de zánganos y hasta 100.000 obreras, aunque su rápida mortandad hace que una abeja reina nunca llegue a ser madre de más de 250.000 cada vez.

Los zánganos carecen de aguijón y su misión principal es fecundar una sola vez a la reina durante el vuelo nupcial, aunque la cantidad de espermatozoides que poseen son tantos y de tan alta calidad, que permite a la reina conservar sus facultades fecundadoras durante varios años. Una vez finalizado el acto sexual deben abandonar la colonia ya que en caso contrario las abejas obreras les exterminan con su aguijón, por eso lo normal es que las colmenas estén solamente habitadas por insectos hembras.

Estas abejas obreras se desarrollan a partir de huevos fertilizados y su condición de estériles les condiciona para labores como la limpieza, recolección del polen, ventilación de la colmena, acumulación del néctar y por supuesto la transformación de su alimento en miel, la cual utilizan también para elaborar ceras que a su vez servirá para dar solidez al panal. La jalea real, que en esencia es un alimento casi exclusivo para la reina, sirve no obstante durante los tres primeros días de la salida de las larvas para alimentarlas, ya que su riqueza en nutrientes es tan completa como la leche de las vacas para los terneros.

Polen

Como es bien sabido, el polen es el gameto masculino de las flores, el órgano fecundativo que el viento y los insectos diseminan hasta que se deposita en el pistilo, órgano femenino de las flores, para fecundarlas. Sería pues el equivalente al espermatozoo humano, tanto en su calidad de engendrar una nueva vida como en su composición.

Formado por pequeños corpúsculos de apenas 50 milésimas de milímetro, este pequeño elemento contiene no obstante todos los elementos necesarios para perpetuar la especie vegetal, de manera similar a las semillas más comunes.

Aplicaciones:

- Tratamiento de las prostatitis y la hipertrofia prostática, utilidad que ya ha sido ampliamente experimentada por la medicina oficial con rotundo éxito. Es imprescindible tomar una dosis alta en ayunas, al levantarse. Resulta conveniente unirlo a las pipas de calabaza.
- Efecto antidepresivo importante, sin efectos secundarios, aunque de acción algo lenta. No posee efectos sedantes ni euforizantes y es compatible con cualquier otro tipo de medicación.
- Efecto energético importante gracias a sus azúcares de absorción inmediata.
- Desnutrición o mal nutrición, bien sea por motivos alimentarios o por mala absorción. Tres dosis de polen al día pueden proporcionar suficientes nutrientes para mantener con vida a personas que no pueden ingerir otros alimentos. Este factor es sumamente importante en alpinistas, espeleólogos y cualquier otro profesional que necesite llevar consigo alimentos para sobrevivir varios días o semanas.
- Tratamiento rejuvenecedor, no solamente por la aportación de tanta cantidad de nutrientes, sino por la combinación equilibrada de todos ellos. Si tenemos en cuenta que cada grano de polen es capaz de generar una vida, entenderemos que en el ser humano debe tener propiedades importantísimas como nutriente. En los ancianos la mejora es más notoria que en los jóvenes,

aportando una gran vitalidad, alegría, energía muscular y mejor circulación cerebral.

- Acción afrodisíaca eficaz y continuada, especialmente en el varón. Aumenta la cantidad de semen y la potencia. Hay estudios que demuestran que también mejora la fertilidad, tanto en número de espermatozoides como en su calidad.
- Tratamiento preventivo de las alergias al polen primaveral. Para ello se deberán tomar pequeñas dosis desde el mes de Enero hasta el comienzo de la polinización, aproximadamente en Mayo.
- Para los atletas por su efecto anabolizante inocuo y su gran poder energético.
- Aumento del apetito.
- Efecto antibiótico en enfermedades broncopulmonares.
- Prevención de adenomas prostáticos.
- Aporte de nutrientes esenciales para embarazadas, lactantes y niños con poco desarrollo.
- Mejora de la visión en lugares oscuros.
- Estabilización de los trastornos psíquicos menores, como la ansiedad, el estrés, y el nerviosismo.

Jalea real

Una larva de la abeja reina en tan sólo cinco días alcanza dos mil veces su peso inicial y dobla su longitud con respecto a sus compañeras obreras y en dieciséis días alcanza el estado adulto, mientras que los zánganos tardan veintiuno. Su longevidad puede sobrepasar los seis años y son capaces de generar hasta 2.000 huevos en una sola puesta, todo ello contando con una casi nula capacidad de supervivencia, ya que dependen totalmente del resto de los habitantes de la colmena para alimentarse.

La razón de este increíble crecimiento se debe exclusivamente a la alimentación recibida. Mientras que las larvas de las abejas normales reciben solamente tres días de dieta con jalea real, y después el llamado "pan de abejas" hecho a partir de miel y polen, las larvas de las abejas reinas son alimentadas durante toda su vida con este prodigioso alimento mediante las lenguas de las obreras que le lamen su cuerpo y le dan así la jalea real. No obstante, si este proceso se detiene un sólo día la reina será "degradada" y se convertirá en una simple obrera.

La jalea real está compuesta por un 66% de agua, un 12,3% de proteínas, un 5,4% de grasas y un 12,5% de carbohidratos, además de un pequeño porcentaje - un 3%- de materias aún desconocidas.

Entre los aminoácidos encontrados están:

Alanina, cisteína, fenilalanina, tirosina, valina, prolina, lisina, triptófano, treonina, serina, ácido glutámico, ácido aspártico, leucina y glicocola.

Las vitaminas son:

Tiamina, riboflavina, piridoxina, biotina, ácido fólico, nicotinamida, ácido patoténico.

Y en menor proporción:

Vitamina A, C, D, E y B-12.

Minerales :

Cobre, calcio, fósforo, hierro, potasio, sílice.

Acidos orgánicos HDA y HDE de acción bacteriostática.

Acidos nucleicos ARN y ADN.

Estas son algunas de sus virtudes más reconocidas:

- Mejora el estado general del cuerpo, aumentando la capacidad física y mental.
- Mejora el humor y el optimismo.
- Especialmente recomendable para ancianos y niños.
- Provoca un aumento del metabolismo basal de un 2,4%, rebaja las tasas de azúcar en sangre un 34% a las tres horas de ingerirla, lo mismo que las cifras altas de colesterol.
- Ayuda a controlar las alergias, potencia las defensas naturales y la producción hormonal, siendo un moderado estimulante sexual.
- Por su riqueza en nutrientes es adecuada en el acné, la caída del pelo y las dermatitis en general.

Própolis

La labor que hacen las abejas en la formación del Própolis se escapa aún de nuestro conocimiento ya que parece ser que en su estómago y en sus labios se producen modificaciones muy importantes que transforman las materias nitrogenadas, lipídicas y azúcares, en otros compuestos aún más complejos. Esto ha dado lugar a que muchos investigadores duden que las abejas empleen ciertamente los granos de polen para la elaboración del Própolis, ya que de ser así deberían aparecer sustancias afines o similares. Sus conclusiones son que la elaboración del Própolis la hacen directamente de las resinas de ciertas coníferas e incluso que lo extraen directamente de algunos árboles sin más modificaciones.

Estas son las acciones y propiedades más reconocidas por la mayoría de los profesionales que lo utilizan:

- Acción bactericida y bacteriostática.
- No se conocen resistencias bacterianas al Própolis, ni resistencias cruzadas o interacciones con los antibióticos.
- No afecta a la flora intestinal saprofita.
- No deprime el sistema inmunitario.
- Gran efectividad en infecciones purulentas, especialmente las producidas por estafilococos.
- Tiene una importante acción aglutinante en el tratamiento de las heridas y favorece la formación del colágeno restaurador.
- Es probable que estimule la actividad de los macrófagos, factor que contribuye a la desaparición de las bacterias del lugar de la infección.
- Cuando se administra Própolis conjuntamente con antibióticos las defensas naturales quedan menos afectadas e incluso en algunos casos aumentada y por tanto más eficaces.
- Asociándolo con antitoxinas específicas se potencia la formación de anticuerpos (específicos y no específicos), la acción fagocitaria y el contenido de gammaglobulinas.
- Conjuntamente con su efecto analgésico los extractos con excipiente vegetal aportan la formación de una película protectora que impide la entrada en la herida de bacterias

procedentes del exterior, al mismo tiempo que permite la oxigenación y la acción regeneradora del tejido.

- Como final, hay que destacar su efecto como analgésico local, aunque no se disponen de datos que avalen su efectividad como anestésico en operaciones menores y localizadas.

Miel

He aquí las aplicaciones más reconocidas y populares:

- Para úlceras rebeldes de piel, aplicándola en una mezcla a partes iguales de miel y harina de avena con algo de agua y dejándolo cocer lentamente durante media hora.
- En las quemaduras se pone una compresa de miel con aceite de Hipericón o de oliva.
- En las heridas, poner miel pura sobre la lesión y vendar a continuación. La cicatrización será muy rápida, no se infectará y el dolor desaparecerá rápidamente.
- Tiene una acción benéfica en las enfermedades cardíacas por la acción energética de los azúcares y también estabiliza las arritmias. También favorece el riego sanguíneo al nivel de las coronarias ya que una vez que el hígado transforma la glucosa en UDPG este enlace fosfórico actúa como un eficaz energético.
- Además de la acción de las inhibinas, que por sí sola ya sería interesante en la mejora de las infecciones, la miel posee propiedades como expectorante, esto es, que facilita la expulsión de la mucosidad.

- En afecciones de boca mezclaremos dos partes de miel con tres de vinagre (o limón) si queremos realizar gargarismos y para úlceras aftosas la mezclaremos con una pizca de Própolis.
- En aquellos niños a los que a causa de la dentición les duelen las encías, les supondrá un alivio importante frotarlas con una mezcla de miel y Própolis, ligeramente rebajado con agua tibia.
- También es útil para el estreñimiento leve y para ello se toma en ayunas disuelta en un poco de agua tibia.

CAPÍTULO 11

Manos que curan

Reiki

Cada uno de nosotros tiene la capacidad innata, a través del uso de una técnica respiratoria antigua, para generar una resonancia curativa poderosa, o vibración de energía, con las manos. Cuando se aplica este catalizador de resonancia terapéuticamente el proceso curativo es intenso y frecuentemente espectacular, no sujeto a ninguna ley científica conocida.

Las manos que curan es una historia antigua que se lleva usando durante miles de años por personas de la medicina tribal en cada continente, y ha sido una parte de cada tradición religiosa. Este hecho es lo que ha ocasionado que en la sociedad occidental se la considere como un mito o como un talento misterioso sólo dado a unos pocos.

Lo primero que se aprende con este sistema es que el cuerpo del enfermo es quien realiza la curación. Este mismo principio se emplea en la acupuntura, homeopatía, herboterapia, o cualquier otra modalidad natural, pues sabemos que la habilidad para curarse a sí mismo es una parte inherente de todo organismo. El cuerpo constantemente se está renovando, eliminando tejidos viejos y enfermos, y aunque no somos conscientes que esto ocurre en nuestro interior, finalmente es el cuerpo el que se libra de la enfermedad.

Pero en aquellas ocasiones en las que este proceso autocurativo no funciona, entonces es cuando necesitamos una ayuda externa. Tradicionalmente, a lo largo de los anteriores cinco mil años, nuestra especie ha empleado los alimentos y las hierbas por sanar, aunque ya estaban presentes las manos del sanador.

Rompiendo el tabú contra el sanador

En los últimos años hemos asistido a una guerra bien orquestada contra los sanadores y curanderos por parte de personas que alegaban que la supuesta energía de las manos no existe. Dicen que no hay ninguna prueba científica de que algo emane de las manos de esas personas y que por tanto sus curaciones son falsas y producto de alucinaciones paranoicas. El Estado ha asumido rápidamente estas conclusiones y frecuentemente trata de instruir a la colectividad para que no acuda a ninguno de estos sanadores.

Sin embargo, otras experiencias menos interesadas y más imparciales han demostrado que el cuerpo es un organismo con gran carga electromagnética, lleno de diferentes tipos de energía y con unas características únicas, aunque difíciles de medir con instrumentos normales. Estas evidencias no han llegado a los medios de comunicación con la misma facilidad que las negativas y por eso no son del dominio del público.

No es fácil romper un tabú, aunque es muy fácil crearlo. Si la gente ha sido aleccionada negativamente contra los sanadores y la imposición de manos, ni siquiera querrá escuchar o leer los informes positivos sobre este tipo de personas, ignorando así resultados terapéuticos exitosos. Incluso los resultados espectaculares narrados por los enfermos curados no sirven para otra cosa que la burla, mencionándose solamente en la prensa los fracasos, apartando deliberadamente en el mismo informe los miles de triunfos.

Miedo a la intimidad

Otra razón por la cual nosotros tenemos miedo de acudir a un sanador es porque para poder aplicar la energía curativa a través de las manos hay que tocar al enfermo suavemente, lo que constituye un acto íntimo. Nosotros tenemos a menudo miedo o timidez de este tipo de intimidad, quizá porque la sexualidad pueda verse estimulada o porque no estemos seguros de nuestro cuerpo. De hecho, el fracaso frecuente de las imposiciones de manos radica en la fuerte tensión del enfermo, más preocupado del recorrido que hacen esas manos por todo su cuerpo que de lograr la curación.

Nuevas investigaciones

Debido a la polémica que existe sobre la naturaleza de la energía curativa que mana de las manos - si es real o simplemente fruto de nuestra imaginación - hay una gran necesidad para realizar nuevas investigaciones que den respuesta a cualquier interrogante.

CAPÍTULO 12

Aromaterapia

La aromaterapia es, desde hace 3.000 años, un tratamiento terapéutico eficaz desde que los aromas formaban parte de la vida diaria egipcia. Es una terapia holística que involucra el uso de aceites esenciales en los tratamientos para lograr un grado alto de equilibrio en la salud física, mental y espiritual. No solamente tiene efectividad corrigiendo deficiencias, sino también en la prevención de enfermedades y la conservación de la salud.

Los aceites esenciales son la fuerza vital de las plantas y sus poderes de curación para rejuvenecer y regenerar el cuerpo humano, relajar la tensión y reforzar el bienestar, son importantes. La investigación ha revelado que esos aceites esenciales penetran en la piel a través de los líquidos extracelulares y alcanzan la sangre y la linfa, desde donde llegan a los órganos internos.

Ciertos aceites alivian y calman la tensión o los desórdenes nerviosos, mientras que otros estimulan la mente y el cuerpo. Unos pocos aceites ayudan a la circulación, otros son capaces de rejuvenecer la piel y otros se usan para mejorar las funciones corporales como la digestión y la menstruación. En general, la condición fisiológica y psicológica de la persona mejora y le hace menos vulnerable a la enfermedad.

Un aromaterapeuta es una persona que ha sido entrenada de una manera definida en el uso de los aceites esenciales para propósitos terapéuticos, aunque no se considera que una persona solamente entrenada en su aplicación para la belleza sea un aromaterapeuta.

La definición de la teoría y filosofía de la aromaterapia abarca desde la historia, el desarrollo del uso de las plantas y sus aceites esenciales, así como la clasificación de los elementos activos, entre ellos terpenos, alcoholes, fenoles, aldehídos, ketones, ésteres y óxidos. También se han organizado los aceites esenciales incluyendo los nombres botánicos y familiares, nombre común, orígenes geográficos, el método de extracción, el soporte, las propiedades terapéuticas fisiológicas y psicológicas, y las contraindicaciones específicas de cada aceite. Se han clasificado igualmente los efectos secundarios, la posología y la planificación del tratamiento.

La cultura de los olores es algo que se ha transmitido generación tras generación y por ello ha quedado grabada en nuestras mentes y una prueba de ello es la facilidad que tenemos para recordar épocas pasadas, incluso de nuestra niñez, solamente percibiendo un aroma determinado. Un simple olor nos puede traer a la mente hechos que nos parecían olvidados y hacernos pasar por nuestro cerebro todos los detalles, por pequeños que sean. Incluso este increíble sentido va más lejos: con los ojos cerrados, el oído inútil y sin utilizar ni siquiera el sentido del tacto, podemos reconocer sin lugar a dudas una comida que nos preparaba nuestra madre cuando teníamos cinco años, aquella colonia que nos regalaron con el primer beso o el olor desagradable de una fábrica donde unos gamberros nos pegaron una paliza que creíamos olvidada.

Dirigidos al interior de nuestro cerebro, al sistema límbico, los olores no pueden ser manipulados por el hombre y escapados a nuestro control nos pueden jugar malas pasadas, salvo que los utilicemos con sabiduría, algo que se pretende lograr con esta ciencia.

Nuestra corteza olfativa, ese recóndito lugar, es la sede de multitud de emociones, de paladear sabores que aún no han llegado a la boca, de embriagarnos con el olor del cuerpo de la persona deseada en el momento de hacer el amor, de odiar un determinado lugar solamente porque su olor desequilibra alguna parte de nuestro cuerpo o de transportarnos a mundos donde sólo el espíritu es capaz de llegar.

Por mucho que lo intentemos evitar, un determinado olor nos puede dejar bloqueados, paralizados, e incapaces de reaccionar con cordura. Traten de recordar lo difícil que es entrar en un lugar que huela fuertemente a excrementos y verán lo difícil que resulta mantenerse más de un minuto en un sitio así, lo mismo que cuando olemos un pescado podrido. Nuestro instinto nos obliga a correr, aunque nuestro sentido común nos indique que no lo hagamos, que no hay peligro. Pero, ¿verdaderamente no hay peligro?

Hagan esta sencilla prueba: Frótense una gota de esencia en la planta de los pies, al mismo tiempo que se tapan la nariz para asegurarse que no entrarán por ahí los aromas. A los pocos segundos podrán oler y percibir en el interior de nuestro cuerpo todo el aroma de la esencia, siendo la señal inequívoca de que no solamente a través de la nariz podemos absorber aromas.

Hay una ventaja que tiene esta forma de curar que la hace insustituible: el que se pueda absorber por la nariz o por la piel, incluso sin que el enfermo esté consciente.

UNA FORMA VARIADA PARA CURAR

Es difícil que se pueda encontrar en la farmacopea un medicamento que, sin cambiar su presentación galénica, se pueda emplear ingerido, mediante absorción sublingual, frotado en la piel, diluido en el agua del baño, aspirando sus aromas o mezclado con cualquier sustancia. Solamente la Aromaterapia posee esta facilidad de uso tan amplia, por lo que es razonable considerarla como una forma válida para el tratamiento de las enfermedades.

¿CÓMO FUNCIONA?

La investigación científica constantemente está divulgando más información sobre la acción de los aceites esenciales, y muchos de sus maravillosos secretos están esperando ser descubiertos aún.

Durante las inhalaciones y el masaje los vapores entran en el cuerpo y la gran vascularización de los pulmones y su gran riqueza en sangre, prontamente absorben las moléculas de los aceites esenciales. Éstos viajan entonces alrededor del cuerpo durante varias horas antes de ser eliminados.

La piel absorbe muy bien los aceites y una mezcla diluida en una base más suave contribuirá a que las esencias entren en el torrente sanguíneo a través de los poros de la piel durante el masaje. Una absorción uniforme y diferente tiene lugar durante un masaje del cuerpo mediante el suave masaje linfático, con el cual penetra en el fluido intersticial de cada célula.

Los aceites esenciales son volátiles y pueden vaporizarse fácilmente. Para que el efecto sea más suave y mejor se emplea un aceite base más fluido, como puede ser el de almendras dulces, nuez del melocotón, avellana o aguacate. Cuando se emplean algunas mezclas de varios aceites esenciales, hay que ser muy cauto en la dosis a emplear. Por ejemplo: si se combinan camomila y niaolí para un aceite de masaje, se podrían usar siete gotas de uno y ocho del otro.

SEGURIDAD

Aunque los aceites esenciales son productos naturales, las precauciones también son necesarias. Son 100 veces más potentes que las hierbas secas, y esto les hace muy poderosos y eficaces en cantidades muy pequeñas. El uso impropio puede causar quemaduras, piel enrojecida, reacciones alérgicas, dolor de cabeza o náuseas. Nunca tome aceites esenciales internamente sin consultar a su médico, pues algunos son tóxicos.

Algunas recomendaciones:

- No los emplee nunca en niños o embarazadas.
- No use aceites esenciales si tiene asma, alteraciones cardíacas, hipertensión, cáncer, epilepsia, reacciones alérgicas frecuentes o cualquier desorden nervioso.
- Antes de usar un aceite esencial, haga una prueba con un parche en la piel para asegurarse que no le irritará ni que

es alérgico. Mezcle aproximadamente 12 gotas de aceite esencial por cada cuatro cucharas de aceite fluido. Use un trozo de algodón impregnado, dé golpecitos en la cara interna de su brazo y observe cualquier reacción inmediata.

- En general, los únicos aceites puros que pueden aplicarse directamente en la piel son la Lavanda y el limón, ambos antisépticos eficaces.

He aquí unas recomendaciones para su empleo:

- Para hacer aceite de masaje, añada 15 gotas de aceite esencial con una onza (287 decigramos) de aceite portador.
- Tomar un baño aromático es otra manera de usar aceites esenciales. Pero como el aceite y el agua no se mezclan, haga la mezcla en un recipiente en el cual pondrá una porción del agua de baño con tres a cinco gotas de aceite esencial más tres a cuatro cucharas de miel. Caliente el líquido un poco, bien tapado, y añádalo al baño.
- Si quiere una crema emplee de 10 a 15 gotas de aceite con tres o cuatro cucharas de crema. Si desea un jabón emplee 15 gotas de esencia con cuatro a cinco cucharas de jabón líquido sin olor.
- Para inhalaciones de vapor hay que emplear un aceite antiséptico como Lavanda o eucalipto. Agregue unas gotas de aceite esencial en un cuenco grande de agua caliente, ponga una toalla encima de su cabeza, apóyese cerca del cuenco e inhale el vapor aproximadamente cinco minutos.

- Las compresas calientes también sirven para aliviar la tensión o los calambres, mientras que las compresas frías son buenas para las heridas, las fiebres, los dolores de cabeza, o las quemaduras. Para hacer una compresa, agregue unas gotas de aceite esencial a un cuenco de agua, caliente o frío. Empape un paño o una toalla pequeña en el agua, escúrralo fuera y aplique encima de los ojos cerrados u otra parte del cuerpo apropiada.
- Para otros usos más rutinarios de aromaterapia, pruebe en su pelo enjuagando aproximadamente cuatro gotas de aceite esencial en un litro de agua. Haga un desodorante para el cuarto de baño agregando aproximadamente 10 gotas de aceite esencial en una taza de agua y luego mézclela con agua de lluvia en una botella.
- También puede refrescar un cuarto haciendo cocer a fuego lento una mezcla de aceite y agua en una olla abierta o salpicando unas gotas de aceite esencial hacia una toalla de papel y colgándola por una ventana abierta en un día ventoso.
- Si quiere un perfume salpique aceite esencial en el cuello o el pañuelo de bolsillo. También puede impregnar su ropa interior guardada en el armario con unas gotas de esencia, lo mismo que le será útil impregnar la almohada antes de acostarse.

PRINCIPALES ESENCIAS

ESPLIEGO
Lavandula angustifolia

Composición:
Acetato de linalilo, linalol, cineol, cumarina, taninos y saponina. También geraniol, limoneno, ácido butírico y ácido valeriánico.

Acciones medicinales:
Es analgésico, antirreumático, antiséptico, calmante nervioso, diurético, hipotensor y tónico cardíaco.

En uso externo es una buena esencia para añadir al baño y conseguir un suave efecto relajante, para inhalaciones en los asmáticos y aquejados de sinusitis, para las picaduras de insectos y las mordeduras de serpiente, las ladillas genitales y lavados vaginales en la leucorrea.

Internamente se utiliza en multitud de enfermedades, entre ellas: la migraña, la neurastenia, la histeria, las taquicardias, el asma, la cistitis, los cólicos abdominales, la faringitis y los dolores reumáticos.

Hay que procurar no excederse de la dosis ya que puede ser neurotóxico.

Mejores efectos:
Regenerador celular, rejuvenecedor de la piel, anticelulítico, caída del cabello, ansiedad, depresión y debilidad general. Como antiséptico el Espliego o la Lavanda pueden aplicarse

puros en la piel para ayudar a curar cardenales, quemaduras, mezclándose bien con otros aceites como la menta y el eucalipto.

EUCALIPTO
Eucalyptus globulus

Composición:
Su aceite contiene eucaliptol, canfeno, felandreno, pineno, azuleno, tanino, resinas y una sustancia bacteriostática.

Acciones medicinales:
Su esencia es ampliamente usada en farmacia, medicina natural, y en la fabricación de licores, caramelos y dentífricos.
A nivel popular su fama como expectorante es merecida, pero se le desconocen otras aplicaciones no menos importantes. Es también hipoglucemiente y antipirético en enfermedades bronquiales, teniendo un buen efecto contra la malaria.
En uso externo se absorbe muy bien a través de la piel, se aplica igualmente en inhalaciones, y aplaca la quemazón de las picaduras de insectos, alivia el reumatismo, lo mismo que las quemaduras.
Internamente lo podemos utilizar también contra el asma, la astenia, la diabetes, gripe, laringitis y sarampión.

Mejores efectos:
Balsámico, antitérmico, desodorante, refrescante, purificador del aire y para el cansancio psíquico.
Depresión y agotamiento. Proporciona un estado alerta.

LIMÓN
Citrus limonum

Composición:
Limoneno, citral, pineno, canfeno, citrofenal, acetato de geranilo, alcanfor de limón y otros.

Acciones medicinales:
Tiene interesantes propiedades como bactericida, regulador de la acidez estomacal, hipotensor, tónico cardíaco, astringente y hemostático.

Externamente blanquea los dientes, cura las aftas bucales, evita las amigdalitis por su acción bactericida local, quita la grasa cutánea, alivia las mordeduras de animales y las picaduras de insectos, así como tiene un fuerte poder desinfectante local para tratar heridas y conjuntivitis bacterianas.

Internamente y mezclado con aceite de oliva es un buen colagogo, elimina la acidez de estómago por su efecto generador de álcalis, mejora la absorción del hierro y calcio, refuerza los capilares, combate el envejecimiento prematuro y la astenia, previene la gripe y las enfermedades infecciosas invernales, combate la malaria y la hiperviscosidad sanguínea, así como las enfermedades pulmonares crónicas.

Mejores efectos:
Antidiarreico, amigdalitis, mejora la memoria, combate la obesidad, mejora la fragilidad capilar, es antiarrugas. También es refrescante, mejora las depresiones y la tensión nerviosa, eleva la claridad mental, mezclándose bien con los

aceites para el baño como el Ylang-ylang y otros aceites cítricos.

MANZANILLA
Matricaria chamomilla

Composición:
Aceite de camazuleno, de bisabol, cumarina, glucósidos, flavónicos, mucinas, ácidos grasos, azúcar.

Acciones medicinales:
En sus dos variedades, dulce y amarga, se deberían aplicar para usos diferentes, aunque la confusión es muy alta y abarca hasta a los médicos.
La dulce es adecuada para administrase externamente en: conjuntivitis, dermatitis, eczemas, herpes, inflamaciones de la boca, y heridas en general.
La amarga es muy útil para ingerir y sus usos son amplios, entre ellos: los espasmos digestivos, la insuficiencia biliar, la digestión lenta, el insomnio, la migraña y el vértigo. También ayuda en la retención hídrica, la enteritis, la dismenorrea y la úlcera gástrica.

Mejores efectos :
Para pieles congestionadas y deshidratadas.
Personas que se enojan con facilidad y crisis de ansiedad.

MENTA
Mentha piperita

Composición:

Su esencia es rica en mentol, mentono, limoneno, menteno, felandreno, carburos terpénicos y derivados flavónicos.

Acciones medicinales:
Una de las hierbas más usadas desde hace siglos, la cual es aplicada contra los trastornos gástricos, la frigidez y problemas bucales.

Internamente sus aplicaciones son muy extensas y comprenden: los espasmos digestivos, la disminución del apetito sexual especialmente en mujeres, la falta de energía, los vértigos y el mareo en los viajes, las gastralgias, la insuficiencia hepático-biliar, los dolores de cabeza y la falta de leche materna. También tiene buenos efectos contra los alimentos en mal estado y el asma.

Externamente es muy utilizada como antiséptico bucal, refrescante de la piel, como ambientador y lubricante de las vías respiratorias, contra los parásitos genitales y para repeler mosquitos.

Mejores efectos:
Estimula la circulación linfática, es afrodisíaco, refrescante y da vitalidad.

Mitiga los dolores en general, la indigestión, náuseas y dolores de cabeza. Inhalado libera la congestión nasal o la fatiga laboral. Mezcla bien con la Lavanda y el eucalipto.

NARANJO
Citrus vulgaris

Composición:

Contiene un aceite esencial, glucósido, hesperidina, limoneno, pineno, linalol, citronelol, canfeno y geraniol.

Aciones medicinales:
Del naranjo se aprovecha casi todo ya que es muy utilizado para la fabricación de licores, entre ellos el curasao. Sus esencias se emplean en perfumería y se le adultera con terpenos del limón. Con las esencias se fabrican multitud de perfumes y saborizantes, habiendo adquirido en los últimos años mucha importancia sus semillas, las cuales contienen hesperidio, una sustancia medicinal muy apreciada por sus efectos sobre la fragilidad capilar.
La esencia del Azahar es uno de los sedantes e inductores al sueño más utilizado en los últimos tiempos, de efectos más sólidos que la Tila. También sabemos que estimula los jugos gástricos y es ligeramente astringente.

Mejores efectos:
Es rejuvenecedor e hidratante cutáneo. Proporciona alegría, ilusión de vivir. Se mezcla bien con el Sándalo y el Jazmín.

ROMERO
Rosmarinus officinalis

Composición:
Contiene borneoles, canfeno, alcanfores, cineol, lineol, pineno, resinas, saponina, derivados flavónicos, acido rosmarínico.

Acciones medicinales:

Llamado también Ginseng español, es una de las mejores plantas aromáticas disponibles, tanto por su eficacia medicinal como por la facilidad de su cultivo. Se le reconocen, entre otros los siguientes efectos: es antirreumático, cardiotónico, colagogo, hipertensor y tónico. Su esencia es tan poderosa que obliga a tomarla con moderación.

Internamente es muy adecuada para curar la hipotensión arterial, las hepatopatías, la debilidad general, la impotencia, el envejecimiento prematuro, la dismenorrea, los vértigos, la migraña, la insuficiencia cardíaca y el reumatismo. Es un estimulante del sistema nervioso, mejora los síndromes gripales y las bronquitis, la gota y ayuda a restablecer las funciones biliares.

Externamente lo podemos aplicar como antirreumático local en forma de cataplasma caliente o mezclado con alcohol, como aromatizante para el baño, para aliviar las quemaduras mezclado con aceite de oliva y para eliminar los parásitos de la piel y genitales.

Las lociones de Romero tienen una merecida fama como estimulantes del crecimiento del cabello y para limpiar las piel grasa y eliminar puntos negros.

Mejores efectos:
Longevidad, rejuvenecedor, memoria, cansancio. Se trata de un estimulante que promueve claridad mental y vigilancia. Se emplea en aceites de masajes para aliviar los dolores musculares. Proporciona brillo intenso en el pelo oscuro. Mezcla bien con el Espliego.

SANDALO

Santalum album

Composición:
Su aceite extraído de la madera contiene alcoholes terpénicos, santálicos, teresantálicos e hidrocarbonos.

Acciones medicinales:
Aunque se utiliza preferentemente como ambientador y por ello para lograr estados emocionales especiales, ingerido internamente puede ser útil también para combatir las fuertes cistitis y las infecciones intestinales y urinarias.
Externamente desprende un olor muy característico que ayuda a alcanzar estados místicos y relajantes muy interesantes, por lo que resulta adecuado para ambientar las habitaciones de los enfermos depresivos.

Mejores efectos:
Paz mental, afrodisíaco masculino, antienvejecimiento cutáneo, meditación. Se trata de un aceite caluroso, sensual, usado frecuentemente en perfumes. Eufórico y seductor, mezcla bien con la mayoría de los aceites, sobre todo el Niaolí y el Ylang-ylang.

YLANG-YLANG
Anona adorantissima

Composición:
Contiene un aceite esencial con eugenol, geraniol, linalol, safrol, terpeno y ácidos benzoico, fórmico, salicílico, valeriánico y ylangol.

Aromaterapia :
Internamente se puede aplicar para combatir la frigidez femenina, la hipertensión, las infecciones intestinales, las taquicardias y los procesos febriles.
Tiene poder para provocar la sudación y actúa como un estimulante nervioso.
En aplicación externa se usa como antiséptico para la piel.

Mejores efectos:
Afrodisíaco femenino, suavizante de la piel. Tiene una gran dulzura en su olor y alivia los enojos, la ansiedad y la tensión. Es adecuado para aceites de masaje y perfumes. Mezcla bien con sándalo y limón.

CAPÍTULO 13

Reflexoterapia

Armonía y salud

La reflexología es un arte antiguo que tiene sus orígenes en la medicina china y se han encontrado grabados egipcios en la pared de la tumba de un médico fechada aproximadamente en el 2330 a. C. Con los adelantos actuales, este antiguo arte que estaba prácticamente olvidado, fue redescubierto por el Dr. William Fitzgerald quien, alrededor de 1913, empezó a ofrecer una forma de tratamiento conocida como "Terapia Zonal", desde la cual evolucionó la moderna reflexoterapia.

La reflexoterapia está basada en la aplicación, mediante presión, de unos puntos específicos de los pies para restaurar el equilibrio del cuerpo. Estos puntos representan áreas reflejas que corresponden a las diversas zonas del cuerpo y por ello los pies pueden verse como un mapa del cuerpo en el cual el lado derecho corresponde al pie derecho, y el lado izquierdo al pie izquierdo. Las áreas reflejas están situadas la mayoría en la planta del pie, aunque hay algunas en la parte de arriba y los laterales.

La reflexoterapia es una manera simple, natural e inocua de mejorar la salud y de establecer un diagnóstico preciso de la zona corporal enferma. Puede usarse para obtener alivio en cualquier caso de tensión general, o en aquellas enfermedades en las cuales los tratamientos convencionales han fallado. También puede usarse para mantener un buen estado de salud, mejorar la resistencia y prevenir la enfermedad.

Su gran ventaja, no obstante, es que pueden descubrirse mediante su exploración problemas de salud antes de que sean graves.

Un dato curioso de la reflexología es que los puntos dolorosos o sensibles no aparecen salvo que la zona correspondiente esté enferma, lo que lejos de ser un inconveniente es de un gran valor a la hora de realizar un diagnóstico. Cuando tratemos de localizar la zona enferma tendremos la seguridad de que si aparece dolor es que verdaderamente algo pasa. Por desgracia al contrario no es lo mismo, ya que en muchas ocasiones el mal existe aunque por alguna causa no se refleje en el pie.

También es importante significar que la intensidad del dolor no se corresponde siempre con la gravedad del mal, ya que, por ejemplo, un simple dolor de muelas produce un gran dolor en la zona refleja y un cáncer, incluso mortal en poco tiempo, no tiene porqué reflejarse en una zona podal. Afortunadamente la experiencia y habilidad del terapeuta pueden lograr que aunque el enfermo no acuse ninguna señal de alarma se pueda diagnosticar el mal, ya que junto a la sensación dolorosa está la presencia física de que algo va mal.

UTENSILIOS A EMPLEAR

Aunque existen ya en el mercado medidores y hasta localizadores de los puntos dolorosos, no son imprescindibles y solamente nos servirán para afianzar un diagnóstico realizado manualmente, nunca como único método. Es como si un médico solamente se fiara de los análisis y no de sus pruebas exploratorias.

Estos aparatos miden la resistencia de la piel al paso de una corriente eléctrica, ya que parece ser que la piel circundante a las zonas reflejas posee una conductibilidad eléctrica mayor e incluso una temperatura diferente. Estos datos, más aquellos que se logran mediante el interrogatorio y las presiones manuales con los dedos, permitirán establecer con más precisión la zona afectada cuando tengamos dudas, pero no son imprescindibles.

La presión con los dedos es totalmente necesaria ya que no solamente podemos calibrar la profundidad y el punto correcto, sino que averiguaremos si en la terminal de la zona refleja existen esas pequeñas concentraciones redondas que habitualmente se encuentran cuando la zona a estudiar está enferma. La manipulación con los dedos establece también una comunicación más adecuada entre terapeuta y paciente y es posible que, además, al tratarse de un contacto piel con piel, la curación sea más eficaz.

Es imprescindible advertir que la reflexoterapia requiere mucho tacto, mucha delicadeza y que está reñida con los diagnósticos rápidos que tanto suelen impresionar a los pacientes. Un especialista reflexólogo no es un adivino ni un milagrero, aunque su técnica difiera sensiblemente de lo que la gente está acostumbrada.

UNAS CUANTAS ADVERTENCIAS MÁS

- No provoque daño alguno al paciente y realice las primeras exploraciones con exquisita suavidad. Hay zonas especialmente sensibles que de manipularlas mal pueden provocar fuerte dolor, vómitos e incluso desmayos.
- Esté atento a cualquier manifestación inconsciente de rechazo (retirada involuntaria del pie), ya que hay pacientes que no quieren demostrar debilidad y aguantarán un fuerte dolor sin quejarse verbalmente.
- Evite deliberadamente aquellas zonas del pie que tengan anomalías, como pueden ser callos, durezas o heridas, ya que al tocarlas puede dar lugar a errores en el diagnóstico.
- Vuelva a tocar aquellas zonas donde se manifestó el dolor, al menos para asegurarse que el paciente no le mintió (cosa bastante frecuente en los escépticos).
- Cuando sospeche que un órgano está dañado y sin embargo no aparezcan puntos sensibles en la zona refleja, insista más profundamente e incluso mantenga la presión en el punto teóricamente correcto. Es posible que en unos pocos segundos el dolor se manifieste con claridad.
- No insista en un punto extremadamente doloroso.
- La sensibilidad de sus dedos es vital para localizar las pequeñas bolitas que se encuentran en la mayoría de los puntos sensibles y para ello es muy útil cerrar los ojos al realizar el recorrido, ya que así no se dejará influir

189

solamente por los mapas topográficos. Por ejemplo, si usted cree que el paciente tiene la cadera mal y se empeña en localizar allí el dolor, es posible que nunca lo encuentre al tratarse de un error de diagnóstico. Si realiza la exploración con los ojos cerrados nada le impedirá hacer una localización exacta.

- Masajes fuertes frenan la función de un órgano, masajes suaves lo estimulan y masajes prolongados lo regulan.
- Es muy normal que aparezcan varios puntos dolorosos al mismo tiempo, unas veces como consecuencia de la misma enfermedad y otras por coincidir varias anomalías en la misma persona.

CAPÍTULO 14

Masaje

Considerada frecuentemente como la más antigua de las artes curativas, el masaje está en numerosas formas de curar por medios naturales, empleado en solitario o en conjunto a otras técnicas. Un terapeuta experimentado y especializado, con un conocimiento completo de anatomía y fisiología, además de una gran sensibilidad en las manipulaciones, puede ayudar a mejorar e incluso puede corregir cualquiera de las alteraciones siguientes: dolores en general, tensión excesiva de hombro y cuello, artritis y otras enfermedades reumáticas o neuralgias.

También elimina la tensión, la fatiga mental y física, contribuyendo a quitar productos de desecho que se generan en los músculos después del deporte. Ayuda a evitar calambres y otros espasmos musculares; mejora el tono de los músculos; rehabilita a los pacientes después de un golpe; reduce el tiempo curativo de las fracturas, da calidad al descanso; previene la angina de pecho; mejora la circulación; rompe y previene las adherencias que afectarían a una correcta movilidad; mejora la función de los órganos internos, la digestión, el sistema linfático, la respiración nasal y la sinusitis. Por último, podemos encontrar beneficio en los problemas bronquiales, así como en todos los tipos de dolores de cabeza y migraña, la tensión premenstrual y los problemas de la menopausia. Se percibe incluso una mejora en la reducción de las arrugas y posee un interesante efecto rejuvenecedor.

TODOS SOMOS MASAJISTAS INCONSCIENTEMENTE

Un hecho curioso es que cada persona, incluso sin conocimientos científicos o anatómicos, se aplica a sí mismo de manera cotidiana multitud de masajes y, del mismo modo inconsciente, a sus seres queridos. He aquí algunos ejemplos;

- Restregarse los ojos al levantarse:
  Sirve para eliminar las sustancias acumuladas en la conjuntiva ocular durante las horas del sueño y al mismo tiempo para aumentar rápidamente el flujo sanguíneo a todo el ojo.
- Frotarse las manos:
  Se realiza como preludio de una acción enérgica laboral o cuando se va a emprender un acto agresivo. Con ello tensamos los músculos de manos y antebrazos y aumentamos el fluido sanguíneo a esa zona. La tensión isométrica proporciona también un aumento en la tensión arterial y posiblemente en el número de pulsaciones. Cuando el frotamiento se realiza en invierno indudablemente es para calentar las manos.
- Ponerse la mano en una zona dolorida:
  Sirve como medio de presión para evitar que a causa del golpe se produzca una hinchazón. Al mismo tiempo, la presión disminuirá el aporte sanguíneo a la zona y la dejará ligeramente adormecida. No obstante, pasados unos segundos esta presión será perjudicial e inconscientemente solemos retirar la mano.

- Masajear la zona contusionada:
  Tratamos de aumentar la velocidad de la sangre que pasa por esa zona y así evitar el estancamiento de líquidos o plasma.
- Frotarnos horizontalmente la frente cuando tenemos dolor de cabeza:
  Tratamos con ello de difuminar el dolor, repartirlo, para que no se concentre solamente en un punto.
- Apretarnos fuertemente la mejilla cuando tenemos un dolor de muelas:
  Así estamos tratando de adormecer esa zona limitando el aporte de sangre, evitando también que la inflamación nos produzca más dolor.
- Sujetarnos el pecho cuando tenemos un problema respiratorio (tos, en especial) o cardíaco:
  Ello hace que limitemos los movimientos del tórax, los cuales provocan gran dolor en los músculos. Cuando la tos es continuada solemos apoyar la mano en el diafragma, ya que es muy sensible a los espasmos.
- Apoyar la mano en los lumbares:
  Aquí tratamos de proporcionar calor a los músculos y con ello relajar algo la contractura muscular.
- Apretar con las dos manos el estómago:
  Se hace con el fin de abarcar toda la zona gástrica y con ello mitigar o controlar los espasmos dolorosos.
- Masaje en las pantorrillas después de una larga caminata:
  Facilita la circulación de retorno estancada en esa zona después del esfuerzo. También alivia la hipertrofia que produce el trabajar demasiado tiempo esos músculos.

193

- Dar palmadas en los hombros a otra persona:
  Suele emplearse de manera inconsciente, en los tímidos, miedosos o indecisos para provocar una sacudida orgánica general que les saque de la pasividad.
- Poner la mano fuertemente sobre los hombros de otra persona:
  Ahora tratamos de darle protección, cobijo.
- Cubrirse con las manos los hombros uno mismo:
  Con ello pretendemos dar calor a la zona más sensible al frío de nuestro cuerpo.
- Acariciar suavemente la cara de un niño:
  Para inspirarle confianza en nosotros y demostrarle nuestra falta de agresividad hacia él.
- Acariciar el cuerpo suavemente de una persona enferma:
  Así logramos aumentar el drenaje linfático que contribuirá a su curación.
- Agarrar la mano suavemente de un enfermo:
  Tratamos de traspasarle nuestra propia energía y al mismo tiempo evitamos que sus extremidades se enfríen.
- Cualquier acto de caricia sexual, ya sean besos o con la mano, activa fuertemente nuestro sistema endocrino favoreciendo la reproducción mediante la excreción de hormonas.

El perfeccionamiento de este instinto natural ha llevado a los hombres a modificarlo grandemente y aunque todos persiguen el mismo fin encontramos diferentes maneras de efectuarlo, bien sea con el nombre de kuatsu, reflexoterapia, masaje linfático, quiromasaje, masaje deportivo, etc.

UTILIDADES TERAPÉUTICAS

En el tejido cutáneo, la piel

Hace aflorar la sangre a la piel y con ello mejora su oxigenación y nutrición. Si es vigoroso contribuirá a eliminar las células muertas y con cremas adecuadas haremos una limpieza profunda. En resumen, purifica, limpia y nutre a la piel.

También se ha constatado un aumento en la captación de la luz ultravioleta y con ello un mejor aprovechamiento de la vitamina D, así como una dilatación de los poros que permite respirar mejor y así traducirse en un efecto cosmético muy intenso.

Un poco más en profundidad, en el tejido subcutáneo, se produce una estimulación del tejido linfático, aunque la técnica debe ser mucho más precisa.

Tejido nervioso

Estimula las terminaciones nerviosas y se recupera el sentido del tacto atrofiado. El masaje proporciona una sedación cuando hay excitación y un estímulo cuando existe adormecimiento, por lo que podemos considerarlo como un regulador. El efecto es especialmente importante en aquellas zonas que poseen muchas terminaciones nerviosas, como la cara, las manos y las plantas de los pies, así como en la columna vertebral. En esta zona el efecto es mucho más intenso, ya que habitualmente no podemos darnos masajes en ella, a no ser que contemos con la ayuda de una persona.

Para conseguir que el efecto sea en uno u otro sentido,

195

excitante o relajante, solamente debemos variar el ritmo de aplicación. Aunque parezca mentira, cualquier manipulación sobre los nervios sensitivos que están en la piel influirá en todo nuestro organismo.

Especial interés tiene el tratamiento de las neuralgias, los espasmos musculares, el insomnio, la tensión o la ansiedad, así como la frialdad crónica.

Tejido muscular

Es el efecto más buscado y el más apreciado. No solamente mejora la fatiga de una manera espectacular sino que favorece la contracción y distensión de los músculos, tendones y ligamentos. Hay una disminución del estrés y por tanto menos predisposición al infarto, mejor oxigenación de los músculos que ven aumentada la captación de oxígeno, eliminación de sustancias de desecho acumuladas en ellos por la acción de amasamiento y fricción, así como una mejor capacidad respiratoria al liberar los músculos del tórax y diafragmáticos de contracciones y toxinas.

Sistema digestivo

Hay indudablemente una mejora en las funciones digestivas gracias a un aumento del peristaltismo y la mejor circulación sanguínea a nivel hepático. Este efecto no se nota solamente cuando damos masaje directo en la zona abdominal, sino cuando actuamos sobre las innumerables zonas reflejas situadas en las manos y los pies. Por ello un masaje no será completo si olvidamos las extremidades.

Las enfermedades que más se benefician son la aerofagia,

las malas digestiones por problemas nerviosos, la falta de apetito, las estenosis pilóricas, el estreñimiento, las úlceras duodenales y el colon irritable.

Circulación sanguínea

El aumento en la cantidad y velocidad de la sangre es algo que se nota inmediatamente. Al mismo tiempo hay una mejor eliminación del bióxido de carbono y una mejor captación del oxígeno. Esto facilita además el recambio hormonal, la movilización de los líquidos intersticiales, la posible liberación de pequeños trombos o acumulaciones de colesterol y un aumento en la elasticidad de la pared venosa. Podemos mejorar los edemas, las congestiones de los vasos linfáticos, la mala circulación de retorno y con ello las varices.

Sistema articular

Con las manipulaciones adecuadas liberamos las articulaciones anquilosadas, quitamos calcificaciones, estimulamos la producción de líquido sinovial y restablecemos su movilidad total. Podemos mejorar afecciones como contracciones musculares, atrofias, tendinitis, adherencias postoperatorias, dolores de origen articular, así como lumbalgias, ciática y algunos esguinces. También tienen especial interés en casos de artrosis, tortícolis y desviaciones de columna en la infancia.

Acción sobre el psiquismo

Nadie duda ya a estas alturas que después de una sesión de masaje las personas salen calmadas y con una gran paz interior, aunque por desgracia el efecto es muy pasajero.

Aunque el contacto corporal apenas existe ya entre personas, salvo en la aproximación sexual, el hecho de que otra persona nos pueda tocar sin reparos cualquier zona corporal, algunas de las cuales solamente las tocó nuestra madre cuando éramos niños, nos hace ser algo más sociables y menos agresivos. Sería como volver a revivir las caricias de nuestros padres.

Su efecto psicológico se traduce en un aumento en la coordinación y por ello mayor habilidad manual, mejor orientación en el espacio, una mejor aptitud para la supervivencia, el despertar de zonas corporales que antes ni siquiera percibíamos que existían y con ello una mejor utilización del cuerpo. También hay una mejor relación social con personas que ya no tienen nuestra edad, sean mayores o niños, facilidad para los intercambios sociales, y un aumento de la percepción y la conciencia.

En resumen, el masaje nos puede proporcionar una mejor capacidad afectiva, plenitud y mayor sensibilidad hacia la capacidad interior de las personas, sin dejarnos influir tanto por sus logros económicos o sociales.

CAPÍTULO 15

Relajación

Algo tan placentero y benéfico como es la relajación supone el mejor remedio para sobrevivir en un mundo tan conflictivo y agresivo. No se trata de abandonar la guardia, de ir por el mundo como un monje benefactor que aguanta toda clase de insultos y malos tratos, sino de preparar nuestro cuerpo y nuestra mente para tratar de lograr el equilibrio que necesitamos para no ser devorados demasiado pronto. Aunque al final de la existencia nuestras mermadas fuerzas nos impedirán aguantar el avance de los nuevos buitres y tendremos que aislarnos lo más posible en nuestro pequeño reducto familiar, habremos conseguido cumplir ya la mayoría de nuestros sueños.

Pasos a seguir para una relajación profunda:

1. Elija un lugar tranquilo, ventilado y en el que no pueda entrar nadie de improviso. Respecto al ruido, si los sonidos son familiares, bien conocidos, no hay problema porque conseguirá aislarse de ellos.
2. Póngase tumbado boca arriba, con los pies ligeramente separados, los brazos a lo largo del tronco, las manos relajadas y la cabeza suelta, reclinándose de manera natural. No ponga almohadones ni colchones debajo de su cuerpo.
3. La boca suelta, semiabierta, los ojos semicerrados y la mente concentrada en relajar el cuerpo.

4. Haga tres respiraciones profundas y completas.
5. Cada vez que saque el aire de sus pulmones afloje un músculo, hasta que haya conseguido relajar todos.
6. Concéntrese entonces en lograr no sentir ninguna parte de su cuerpo, como si su alma hubiera salido flotando de él.
1. Cuando consiga todo lo anterior sitúe su mente solamente en la respiración y trate de lograrla cada vez más lenta y profunda.
2. Si ya cree que ha conseguido dominar totalmente su cuerpo deberá ahora guiar sus pensamientos, al principio solamente observando las imágenes que acuden a su mente, sin analizarlas.
3. Ahora es el momento de vaciar sus pensamientos, de que se haga el silencio en su mente y que sus emociones no existan, ni siquiera las buenas.
4. Si ha conseguido todo lo anterior, también conseguirá aislarse tanto del exterior que ya no perciba sonido alguno y ni siquiera la luz entre en sus ojos. La oscuridad y el silencio más absoluto llegarán a Vd. En ese momento y si su experiencia es muy alta, conseguirá integrarse con el universo.

Razonamientos de una persona nerviosa

La mayoría de las personas que se consideran "nerviosas" reconocen que lo son y que les gustaría corregirse; sin embargo, encuentran tantas justificaciones a sus alteraciones, tantos culpables, que se resignan a su desgracia y no encuentran caminos para la estabilidad.

La patología del "nervioso" y sus justificaciones para serlo no son nuevas y una simple conversación con cualquiera de ellos será una copia exacta de otra que podamos tener con cualquiera afectado del mismo síndrome. Son tan iguales que los psicólogos establecen enseguida su diagnóstico certero con ellos. Lean sus frases más habituales y si Uds. se identifican con al menos un 50% de ellas entrarán a formar parte de esa legión de incondicionales del nerviosismo.

- "Me gustaría llevarme bien con esa persona, pero es que me pone nervioso".
- "No logro integrarme en un grupo de personas porque me pongo nervioso".
- "No consigo concentrarme en mi trabajo".
- "Es que mis nervios me traicionan".
- "Cuando alguien me contradice soy muy agresivo y luego me arrepiento".
- "No sé qué camino tomar y esto me altera".
- "Sé que es difícil convivir conmigo a causa de mis nervios pero no puedo evitarlo".
- "La culpa de ello lo tiene esta sociedad en la que me ha tocado vivir".
- "No soporto el ruido".
- "No te soporto y me pongo nervioso nada más verte".
- "Mi trabajo me tiene estresado".
- "Lo que necesito es evadirme de mis problemas, aislarme de la gente que me incordia".
- "No encuentro paz interior".
- "Estoy siempre tan nervioso que luego me faltan fuerzas para mi trabajo".

Y mil ejemplos más.

Mientras que en otras alteraciones o problemas del carácter la persona afectada se siente enferma y que necesita ayuda médica, la persona "nerviosa" siempre encuentra un culpable, sea compañero, familiar, trabajo o entorno. Es como cuando tenemos una infección que echamos la culpa a la bacteria que nos está incordiando y nunca a nosotros mismos que le hemos dado la oportunidad de desarrollarse en nuestro interior. Sin embargo, detrás de muchas personas consideradas nerviosas hay enfermedades perfectamente definidas y que deberían ser tratadas adecuadamente por un profesional, evitando así que bajo el epígrafe de "nervios" permanezcan sin solución trastornos mucho más serios.

CAPÍTULO 16

Musicoterapia

Tan importante es la música para el desarrollo del carácter de las personas que se ha podido comprobar incluso el efecto que tienen los sonidos musicales en el desarrollo del niño cuando está en el útero materno. Mediante la simple medición con ecografías y fonendoscopios en madres que escuchaban distintos tipos de música, se comprobó que mientras que la música clásica producía movimientos lentos del niño y ninguna alteración de sus constantes cerebrales y circulatorias, la música Rock le provocaba movimientos nerviosos y aumentos de su frecuencia cardíaca. Este efecto, además, se notaba incluso cuando el niño había nacido si volvía a escuchar el mismo tipo de música, observándose con claridad que la música Rock le producía excitación e irritabilidad aunque fuera a poco volumen.

¿Quiere decir esto que la música Rock es perjudicial y la clásica beneficiosa?. No exactamente, ya que ha quedado demostrado que toda la música modifica el comportamiento y que sabiamente aplicada una y otra, en el momento adecuado, se puede influir sobre la conducta y el carácter de las personas.

La música hay que emplearla bajo tres parámetros:

- Cadencia o ritmo.
- Intensidad o volumen.
- Frecuencia o posición en el pentagrama.

Notas agudas a bajo volumen:

Son agradables de escuchar, nos invitan a despertarnos con relax, nos predisponen al trabajo y nos dan alegría. Son antidepresivas y nos proporcionan felicidad. Ejemplos naturales de ello tenemos el canto de los pájaros, el canto de los grillos y los juegos de un niño pequeño. Pocas personas son capaces de no sentirse felices ante estos sonidos, especialmente si se dan en un día soleado de primavera.

En cuanto a la música tenemos a los sonidos del violín, el clarinete y la clave, como elementos más significativos, así como la mitad derecha de las teclas del piano, el arpa y la guitarra clásica.

Notas agudas con alto volumen:

Constituyen una llamada de alerta, una nota de atención vigorosa, que nos despierta del sueño con rapidez. Estas notas pueden actuar decisivamente sobre grupos enormes de gentes y hacerles actuar a todos en un mismo sentido. Como factor negativo, pueden irritar seriamente el sistema nervioso y auditivo, obligándonos a realizar acciones que no haríamos en un estado de tranquilidad.

Como ejemplo de ello tenemos las trompetas en los ejércitos que son capaces de parar a un ejército enfrascado en la batalla, y las sirenas de alarma o de paro de la jornada laboral. El grito agudo de un niño pidiendo socorro nos mueve rápidamente a la acción, del mismo modo que el chirriar de un coche frenando nos produce pánico.

Como instrumentos musicales característicos estarían la guitarra eléctrica, la trompeta y los platillos de la batería golpeados por baquetas. Y en cuanto a sonidos de la naturaleza encontramos la caída del rayo y el soplar del viento huracanado.

Notas agudas a alto volumen y muy rápidas:

Son la forma auditiva que más rápidamente influye en las personas y que más cambios corporales genera. Nos invitan al movimiento corporal, nos predisponen a mezclarnos con grupos de gente y casi nos obligan a seguir una dirección determinada. Emocionalmente mejoran la apatía, la debilidad de carácter y los complejos. En el aspecto negativo ya hemos dicho que tienen un efecto muy perjudicial sobre los oídos, son irritantes del sistema nervioso hasta el punto de descontrolarnos, aumentan la agresividad y perjudican las relaciones sociales íntimas y personalizadas.

Instrumentos musicales que produzcan habitualmente estos sonidos son la batería, la guitarra eléctrica y los solistas de música rock, mientras que en la naturaleza los encontramos en la caída del agua de una gran cascada, el desbordamiento de los ríos o un enjambre de cigarras.

Notas graves a bajo volumen:

Son las notas más sedantes, las que nos motivan a movernos con lentitud, con paciencia y las que invitan a la reflexión. Pueden calmar rápidamente a grupos de personas discrepantes, provocar el sueño de un niño inquieto y producir una relajación muscular y nerviosa rápida y eficaz.

En la naturaleza abundan los ejemplos de ello, como son el sonido de una noche en calma, el movimiento de las olas del mar o el vibrar de los campos. También encontramos estos sonidos en las palabras serenas de un abuelo, el mugir de las vacas, la respiración durante un sueño profundo y un pequeño ventilador.

En cuanto a los instrumentos musicales tenemos al contrabajo, el oboe y el violonchelo, entre otros.

Notas graves a fuerte volumen:

Son notas intimidatorias, que obligan a detenerse ante la presunción del peligro. Nos producen miedo o al menos prudencia y nos invitan a movernos con extrema lentitud. Se emplean generalmente para infundir pánico y para obligar a la reflexión inmediata a personas muy agresivas.

Como instrumentos musicales más característicos tenemos a los timbales, empleados abundantemente por los ejércitos en su avance hacia el enemigo, el saxo barítono y el trombón.

En la naturaleza lo escuchamos en las avalanchas de tierra y nieve, los movimientos sísmicos, el trueno, el rugir de un animal salvaje o en el estallido de un volcán en erupción.

Una explosión, un tornado o un maremoto, son otros ejemplos de estos sonidos que sobrecogen hasta al más fuerte.

Si la cadencia es muy rápida, como una manada en estampida, una ametralladora o cientos de personas corriendo, el efecto de pánico puede ser incontrolable.

CAPÍTULO 17

Color terapia

La Color Terapia es una técnica para restaurar los desequilibrios orgánicos aplicando luz coloreada al cuerpo. La idea es muy antigua y puede remontarse hasta los Templos Curativos de Luz y Color en el Egipto antiguo.

Ya nadie duda que el color nos afecte emocionalmente. Por ejemplo, el azul es mencionado por tener un efecto tranquilizante en la psique. Según una encuesta realizada entre 1.100 personas, el azul fue escogido como color preferido por el 33%, quedando el rojo en segundo lugar con un 16%.

Otros estudios han mostrado que cuando se inunda un recinto con luz azul la presión sanguínea de las personas desciende durante treinta minutos, aunque este efecto solamente se percibía en las personas que tenían hipertensión.

LAS TÉCNICAS

Hay varias técnicas de Color Terapia que incluyen:

- Luz brillante en el cuerpo a través de un vidrio coloreado
- Beber agua irradiada por colores diferentes.
- Beber líquidos presentes en recipientes coloreados.
- Comidas que contengan determinados pigmentos.

- Usar ropa blanca y exponiéndose a determinada luz coloreada.
- Realizar ejercicios respiratorios durante los cuales se visualizan los colores deseados para conseguir un efecto terapéutico concreto.

CUALIDADES DE LOS COLORES

ROJO:
Símbolo de calor, fuego y enojo, que estimula la circulación sanguínea. Se emplea para mejorar parálisis y dolencias que provengan de la sangre.

NARANJA:
Símbolo de prosperidad y a veces de orgullo. Aumenta la frecuencia del pulso, estimula la producción de leche en el pecho después del nacimiento del bebé, limpia los riñones de piedras y reduce las hernias.

AMARILLO:
Asociado con la alegría y la felicidad, y también con el intelecto. Este color mantiene la energía del sistema linfático y es usado para tratar la diabetes, indigestiones, dolencias renales y del hígado, estreñimiento y las infecciones de la garganta.

VERDE:
Normalmente relacionado con el color de la esmeralda, este color se usa para tratar alteraciones nerviosas, fiebre del heno, úlceras, gripe, sífilis, malaria y resfriados. Los terapeutas consideran el verde como el color de la armonía.

AZUL:

Un color fresco, asociado en algunos sistemas místicos con el Chakra de la garganta. Alivia el dolor, reduce las hemorragias, cura las quemaduras y la disentería, así como los cólicos, y el reúma.

AÑIL:

Un color purificador asociado con la glándula pituitaria y la energía centrada en la frente. Se usa para curar cataratas, migrañas, sordera y problemas de la piel. Ejerce un efecto relajante en los ojos, las orejas y el sistema nervioso.

VIOLETA:

Asociado con el poder psíquico y espiritual, se aplica para el tratamiento de perturbaciones nerviosas y emocionales, artritis y aliviar a los recién nacidos. Con el verde y el amarillo mezclados pueden usarse para tratar el cáncer superficial e incipiente.

CAPÍTULO 18

Flores de bach

Los Remedios Florales son un sistema de terapia natural desarrollado por el Dr. Edward Bach en los años treinta. Se emplean pequeñas cantidades de ingredientes activos, similares a los remedios homeopáticos, aunque su método de preparación y la filosofía que hay detrás de ellos es, sin embargo, bastante diferente. Se usan las Flores de Bach según el estado emocional y la personalidad, mientras que la Homeopatía trata los síntomas.

FILOSOFÍA

Edward Bach creyó que la enfermedad no está causada solamente por motivos físicos. Él creyó que el desánimo, la polémica, la impaciencia, y otras emociones socavan la habilidad del cuerpo para resistirse a la enfermedad. Su trabajo médico subrayó esta teoría, y se pasó los últimos siete años de su vida para encontrar los remedios adecuados entre las flores silvestres. Finalmente, propuso los remedios basados en 38 plantas y el agua pura de la primavera que se deposita en las piedras naturales.

PREPARACIÓN

Bach preparó sus remedios tomando las cabezas de las flores y poniéndolas en la superficie del agua en un cuenco de vidrio. Estas permanecerían allí durante tres horas, absorberían la luz del sol y transferirían parte de su fuerza vital al agua. El agua se embotella entonces con una cantidad pequeña de alcohol agregada como conservante. En el caso de flores que crecen en los árboles, se hervirían suavemente durante 30 minutos y entonces se embotellarían de modo similar.

LAS 38 ESENCIAS FLORALES DE BACH

ACEBO
Ilex aquifolium

Efecto: Amor
Aplicaciones terapéuticas:
Facilita el entendimiento en el amor. Para estados negativos opuestos a las relaciones de pareja: cólera, envidia, celos, ira, suspicacia, odio.

ACHICORIA
Cichorium intybus

Efecto: Amor sin condiciones
Aplicaciones terapéuticas:
Para las personas excesivamente posesivas y que suelen crear dependencias sentimentales. Autocompasión, exigencia de atención.

AGRIMONIA
Agrimonia eupatoria

Efecto: Aceptación
Aplicaciones terapéuticas:
Para el sufrimiento y la tortura interior. Ansiedad y sufrimientos ocultos tras una máscara de firmeza.

AGUA DE ROCA
Aqua tremula

Efecto: Flexibilidad
Aplicaciones terapéuticas:
Para los que son excesivamente estrictos y rigurosos, especialmente consigo mismos. Abnegación y sacrificio en la persecución del ideal.

ALAMO TEMBLON
Populus tremula

Efecto: Confianza
Aplicaciones terapéuticas:
Ayuda a superar y comprender los métodos de origen desconocido.

ALERCE
Larix decidua

Efecto: Autoconfianza

Aplicaciones terapéuticas:
Para el sentimiento de inferioridad. Para la falta de confianza en uno mismo.

AULAGA
Ulex europaeus

Efecto: Esperanza
Aplicaciones terapéuticas:
Para el desaliento y la desesperanza profunda.

AVENA SILVESTRE
Bromus ramosus

Efecto: Discernimiento
Aplicaciones terapéuticas:
Frente a la incertidumbre y la insatisfacción de la propia vida. Para las personas que no saben definir ni canalizar sus vidas. Desorientación.

BREZO
Calluna vulgaris

Efecto: Comprensión
Aplicaciones terapéuticas:
Para el egocentrismo. Para las personas que necesitan tener siempre cerca a alguien que las escuche. Preocupación excesiva por uno mismo, rechazo de la soledad, poca atención hacia los demás.

BROTE DE CASTAÑO BLANCO
Aesculus hippocastanum

Efecto: Aprendizaje
Aplicaciones terapéuticas:
Para los que repiten siempre los mismos errores. Dificultad para asimilar las lecciones de la vida.

CASTAÑO BLANCO
Aesculus hippocastanum

Efecto: Tranquilidad
Aplicaciones terapéuticas:
Para el exceso de actividad mental o ideas repetitivas u obsesivas. Angustia y desorientación extremas.

CASTAÑO DULCE
Castanea sativa

Efecto: Transformación
Aplicaciones terapéuticas:
Para los que se sienten al límite de la resistencia física, psíquica y espiritual. En estados de extrema desesperación.

CASTAÑO ROJO
Aesculus camea

Efecto: Distensión
Aplicaciones terapéuticas:

Para las personas que se preocupan demasiado por los demás. Miedo excesivo o ansiedad por los demás.

CENTAURA
Centaurium umbellatu

Efecto Fuerza, liberación
Aplicaciones terapéuticas:
Para los que no saben decir no y se extralimitan en servir para ser aceptados. Voluntad débil, afán por agradar, tendencia a la generosidad.

CERASIFERA
Prunus cerasifera

Efecto: Sosiego
Aplicaciones terapéuticas:
Miedo a hundirse, a perder el control o perder la razón. Frente a miedos a cometer actos incontrolados.

CERATOSTIGMA
Ceratostigma wilmottiana

Efecto: Seguridad
Aplicaciones terapéuticas:
Para los que necesitan la opinión de los demás porque no confían en su propio juicio.

CLEMATIDE
Clematis vitalba

Efecto: Presencia
Aplicaciones terapéuticas:
Eficaz en aquellas personas excesivamente soñadoras que no viven con los pies en la tierra.

ESTRELLA DE BELEN
Umbelatum

Efecto: Paz
Aplicaciones terapéuticas:
Especialmente indicada en casos de trauma o shock, tanto si es pasado como si es una previsión de shock futuro, como ir al dentista.

GENCIANA
Gentiana amarella

Efecto: Animo
Aplicaciones terapéuticas:
Ayuda a superar la tristeza y la depresión cuando estas son debidas a causas conocidas. Duda y pesimismo.

HAYA
Fagus sylvatica

Efecto: Tolerancia

Aplicaciones terapéuticas:
Para las personas críticas e intolerantes que se creen en posesión de la verdad. Arrogancia.

HELIANTEMO
Heliantemun nummularium

Efecto: Coraje
Aplicaciones terapéuticas:
En casos de miedo extremo. Temor exagerado a la muerte, terror, pánico.

HOJARAZO
Carpinus betulus

Efecto: Vitalidad
Aplicaciones terapéuticas:
En las personas con cansancio continuo, cuando el origen de éste es psicológico. En la fatiga mental.

IMPACIENCIA
Impatiens glandulífera

Efecto: Paciencia
Aplicaciones terapéuticas:
Para personas impacientes que no suelen respetar el curso natural de los acontecimientos y odian la rutina.

MADRESELVA
Lonicera caprifolium

Efecto: Realidad
Aplicaciones terapéuticas:
Para personas que se empeñan en vivir en el pasado. De gran ayuda en problemas propios de la senilidad. Añoranza.

MANZANO SILVESTRE
Malus pumila

Efecto: Purificación
Aplicaciones terapéuticas:
Para los que se sienten manchados, mancillados por ideas, sentimientos o enfermedades. Sensación de impureza en cuerpo y mente. Aversión por uno mismo.

MIMULO
Mimulus guttatus

Efecto: Coraje
Aplicaciones terapéuticas:
En los temores de origen desconocido, como la enfermedad, las pérdidas, los animales, etc. Timidez.

MOSTAZA
Sinapis arvensi

Efecto: Animo
Aplicaciones terapéuticas:

Para la tristeza y el desaliento cuando no tienen causa desconocida. Depresión y melancolía.

NOGAL
Juglans regia

Efecto: Cambio
Aplicaciones terapéuticas:
Para todo lo que implique cambio, como cambio de país, trabajo, boda, dentición, pubertad, menopausia, separaciones, etc. Hipersensibilidad a influencias externas intensas.

OLIVO
Olea europea

Efectos: Regeneración
Aplicaciones terapéuticas:
Cuando se llega al límite del cansancio y agotamiento psíquico y físico. Util en situaciones de desgaste moral y anímico.

OLMO BLANCO
Ulmus scarba

Efecto: Equilibrio
Aplicaciones terapéuticas:
Cuando la persona se siente sobrepasada o abrumada por la vida cotidiana o el dolor. Sensación ocasional de responsabilidad abrumadora.

PINO SILVESTRE
Pinus sylvestris

Efecto: Liberación
Aplicaciones terapéuticas:
Para aquellos que se reprochan continuamente sobre actos pasados y piden disculpas continuamente.

ROBLE
Quercus robur

Efecto: Fuerza
Aplicaciones terapéuticas:
Es el remedio de los trabajadores, de los obsesos por el trabajo que pierden el sentido de la proporción de sus propias fuerzas y llegan fácilmente al agotamiento. Abatimiento por falta de logros, sensación de tener todo en contra.

ROSA SILVESTRE
Rosa canina

Efecto: Motivación
Aplicaciones terapéuticas:
Ayuda a la transformación interna ante los cambios importantes de la vida. Util cuando otros remedios no actúan. Resignación y apatía.

SAUCE
Salix vitelina

Efecto: Paz interior
Aplicaciones terapéuticas:
Para la amargura y el resentimiento. Para los que se sienten perseguidos por el resto del mundo y siempre responsabilizan a los demás.

SCLERANTUS
Sclarantus annuus

Efecto: Estabilización
Aplicaciones terapéuticas:
Para los que son incapaces de decidir y aún así, dudarán siempre sobre lo que decidieron. Vacilación y desequilibrio.

VERBENA
Verbena offcinalis

Efecto: Calma
Aplicaciones terapéuticas:
Para los extremistas y fanáticos que creen estar en posesión de la verdad y quieren arrastrar a los demás porque la razón está de su parte. Exceso de celo causante de fatiga y tensión, estrés, irritación extrema ante las injusticias.

VID
Vitis vinífera

Efecto: Servicio
Aplicaciones terapéuticas:
Para las personas dominantes, autoritarias e inflexibles que quieren imponerse siempre en todo y en todos. Falta de flexibilidad, crueldad, ansia de poder.

VIOLETA DE AGUA
Hottonia palustris

Efecto: Humildad
Aplicaciones terapéuticas:
Es un remedio para los elegidos, los que se sienten superiores a los demás y se mantienen a distancia. Ayuda en la comprensión de la humildad. Orgullo, reserva, amor a la soledad, sensación de superioridad.

CAPÍTULO 20

Homeopatía

Homeos (semejante), Pathos (sufrimiento)

La homeopatía se acredita en el mundo gracias al doctor alemán Samuel Christian Hahnemann (1755-1843). Hahnemann traducía a menudo textos médicos en alemán y mientras estaba efectuando este trabajo con unos escritos de un doctor escocés se interesó en el hecho que los síntomas producidos por la quinina, un producto contra la malaria, en un cuerpo sano eran similares a los síntomas relevantes de la misma enfermedad. En este hecho, es el que está basada la teoría de la Homeopatía, pues lo semejante se cura con lo semejante. Pero esta teoría no era totalmente nueva, pues Hipócrates había dicho que, *"la fiebre es producida por lo que suprime y es suprimida por lo que produce"*.

Hahnemann experimentó al principio su teoría usando dosis pequeñas de venenos en él, consiguiendo sus primeros resultados empleando Estricnina y Belladonna, dos de los venenos más utilizados en aquellos años.

¿QUÉ ES LA HOMEOPATÍA?

Otra de las ideas de la homeopatía es que el cuerpo posee sus propias propiedades curativas y mecanismos defensivos que pueden activarse para tratar la enfermedad. Rechaza la visión moderna que una enfermedad está siempre oculta tras unos síntomas o que la enfermedad es el síntoma. En cambio, la homeopatía defiende que los síntomas son el esfuerzo del cuerpo para eliminar la enfermedad. Por ejemplo, insiste en que la fiebre es uno de los esfuerzos del cuerpo para intentar sanarse y recomienda que suprimir la fiebre tomando una aspirina es contraproducente.

Los síntomas son, por consiguiente, muy importantes en la homeopatía. Por eso un médico homeópata mirará con sumo detalle los síntomas de los pacientes, no importa cómo sean de pequeños, antes de hacer un diagnóstico, sin tener en cuenta solamente las manifestaciones más intensas. Estos síntomas pueden ser mentales y físicos, puesto que la homeopatía no distingue entre el ser mental y físico, pues enfoca la persona en su conjunto.

La homeopatía está basada en tres principios según los postulados de Hahnemann: la Ley de los Semejantes, Dosis Mínima y un solo Remedio.

LEY DE LOS SEMEJANTES

La ley de lo semejantes o los similares, se refiere a la teoría previamente discutida de tratar un mal con el mismo mal. Un practicante busca encontrar una substancia que causaría síntomas similares a los que tiene una persona enferma. Cuando la encuentra, la substancia se da entonces en dosis muy pequeñas, seguras, a menudo con efectos dramáticos. La selección se efectúa consultando una lista elaborada hace ya muchos años y lo primero que se busca es una reacción inicial del cuerpo a la medicina.

Hahnemann en su vida tuvo numerosos éxitos empleando unos cien remedios homeopáticos.

Esta teoría no es única y exclusiva de la medicina homeopática. A veces también se usa en la medicina convencional, por ejemplo, cuando se busca una inmunización y se trabaja con el mismo principio de introducir la enfermedad en el cuerpo empleando dosis pequeñas, con el fin de promover la propia producción del cuerpo elaborando anticuerpos contra esa enfermedad. Los tratamientos modernos contra la alergia también siguen este principio de la homeopatía, aunque es importante añadir que la medicina convencional no sigue los otros principios.

LA DOSIS MÍNIMA

La Dosis Mínima puede definirse como la potencia más baja necesaria para provocar una reacción en el paciente. Reducir la potencia de una dosis es un proceso conocido como "potenciación" y se realiza diluyendo la substancia medicinal a un nivel específico. Hahnemann creyó que cuanto más alta era la dilución (y por ello menos cantidad presente de principio activo), más potente era su efecto medicinal.

LAS DILUCIONES

Y ahora entramos en el capitulo más apasionante de la homeopatía, el que le diferencia totalmente de la medicina química, y por ello el más criticado por los ignorantes.
Las diluciones homeopáticas no fueron establecidas con el fin de que los productos administrados no fueran tóxicos, motivo este suficientemente importante, sino con el fin de asegurar su efectividad. Lo que ocurre es que una cosa va

unida a la otra y junto a la total y absoluta carencia de toxicidad las diluciones homeopáticas también son muy eficaces.

Otro dato curioso es que aquí, en la homeopatía, cuanto más diluida está una sustancia y por tanto menos presencia de ella podemos encontrar en el producto ingerido, más potente es, aunque ello no quiere decir más eficaz. Esto que puede parecer un contrasentido, mucho más si seguimos teniendo en cuenta los criterios de la medicina química, no lo es cuando comprendemos el "secreto" de las diluciones.

Como base de partida podemos tomar las siguientes leyes:

■ Cuanto mayor sea la similitud entre los síntomas del enfermo y los efectos de la droga a emplear, más alta tiene que ser la dilución.
■ Si la sintomatología se manifiesta de forma local, las diluciones deben ser bajas. Este es el caso del dolor, calor o tumefacción, el cual se cura bien con una concentración de apenas 5 CH.
■ Si los trastornos son más generalizados emplearemos diluciones medias. Estos casos los encontraremos en aquellas enfermedades que cursan con fuerte sudor, sequedad de mucosas o en las amigdalitis intensas, trastornos que nos indican que podemos emplear una dilución a la 8 o 9 CH.
■ Y si nos encontramos con problemas psíquicos o lesiones, utilizaremos dosis altas. Este ejemplo también nos sirve para aquellas enfermedades en las cuales existe una lesión del órgano afectado, como es el caso de la hepatitis, en la cual emplearemos una dilución de 15 o 30

CH de Phosphorus, el cual sabemos posee un efecto hepatotóxico a concentraciones normales.

POTENCIACIÓN

Cuando una medicina se agrega a una solución de agua destilada y alcohol con una relación de una gota de extracto en nueve partes de agua, se llama una dilución a la 1DH. Una gota de extracto o tintura madre en noventa y nueve partes de agua es conocida como una dilución a la 1CH. Una dilución a la 30 DH indicaría que esa gota de extracto agregada a nueve partes de agua, vigorosamente agitada, ha sido sometida a ese proceso 30 veces.

Este proceso de potenciación es un aspecto muy polémico de la homeopatía y lleva a muchos practicantes convencionales a considerarla como un simple efecto placebo, algo que nos parece perfecto si sirve para curar al enfermo. Esta controversia se originó debido a la Ley de Avogrado el cual dice que básicamente en esas diluciones tan altas es científicamente improbable que quede cualquier rastro molecular de los restos de la substancia original. Varios experimentos han contradicho la Ley de Avogrado, pues alegan que en este caso no es la presencia de la sustancia activa lo que importa, sino los cambios que se han producido en el soporte, ya sea agua o lactosa.

Todos los homeópatas están de acuerdo en que es improbable que cualquier molécula de la substancia original permanezca en diluciones muy altas, pero mantienen que "algo" que ningún aparato actual es capaz de medir o analizar, energía o resonancia, se encuentra presente y le confiere las propiedades curativas deseadas.

UN SOLO REMEDIO

Este principio afirma que un homeópata administrará sólo un remedio en un momento dado hasta que se vea la evolución de la enfermedad. El efecto acumulativo de substancias individuales podría ser bastante diferente a los efectos de varias sustancias mezcladas. No obstante, actualmente se emplean con bastante éxito mezclas de diferentes sustancias, aunque los buenos expertos siguen prefiriendo los remedios únicos.

ALGUNAS VENTAJAS DE LA HOMEOPATIA

- La homeopatía trata al enfermo y a la enfermedad de manera totalmente individualizada. Esa misma enfermedad, en el mismo enfermo, pero en tiempo diferente, requerirá un tratamiento distinto.
- La curación se logra mediante la activación de los mecanismos corporales de defensa, los cuales reaccionan adecuadamente gracias al tratamiento.
- No existe peligro de toxicidad, ni siquiera en tratamientos prolongados.
- Se puede emplear como remedio homeopático cualquier sustancia que exista en la naturaleza, sea de origen vegetal, animal o mineral.

- Para su eficacia se necesita un diagnóstico mucho más completo que los realizados habitualmente, lo que conduce a una mejor curación.
- No solamente se tiene en cuenta la salud corporal, sino que se valora el estado emocional, familiar, laboral, ambiental, genético y cultural, lo que nos lleva a realizar un historial clínico completo de las causas reales de la enfermedad. Una vez conocidas éstas el tratamiento es más sencillo y certero.
- Se elimina la especialidad médica y con ello el problema actual de que a un mismo enfermo le traten diferentes médicos, con opiniones diferentes.
- La relación médico-paciente es mucho más completa ya que se analizan conjuntamente la psiquis y el cuerpo.

Los remedios más empleados:

Policrestos

ACÓNITO
Aconitum Napellus

Patogenesia :
Hipertensión arterial con taquicardia, pulso lleno y duro, neuralgias del trigémino, inflamaciones generalizadas y sensación de angustia con miedo a morir. Se suele dar en personas fuertes, muy activas, las cuales presentan los síntomas después de un cambio repentino climático, especialmente a causa de una insolación, aunque también por una exposición al frío seco o al viento helado.

Características de la enfermedad:
Empeora a medianoche con el frío brusco y mejora si la persona comienza a sudar.
Los dolores son intensos, con angustia y suele haber sed intensa de líquidos fríos.
La enfermedad se declara bruscamente, es muy intensa y el enfermo está inquieto y tiene temor a morir.
La piel está roja, sin sudor, hay escalofríos y fiebre alta de rápida aparición.

Tratamiento :
En todas las sintomatologías febriles (5 y 30 CH), en la amenorrea que se declara después de un enfriamiento (9 y 30 CH), en las neuralgias por frío (15 y 30 CH), y en la hipertensión arterial que hace pensar al enfermo que padece un infarto (9 CH).
También lo emplearemos a la 3 DH en: ciática, gota, síntomas reumáticos, tos espasmódica, asma, amigdalitis y laringitis, así como en las secuelas de hemiplejía.
Nos encontramos ante un buen antiinflamatorio, analgésico, incluso en las neuralgias intensas.

APIS MELLIFERA
Abeja entera macerada en alcohol

Patogenesia :
Picadura que escuece fuertemente y produce bruscamente un eritema, el cual mejora si se aplica frío local.

Características de la enfermedad :
El edema se puede declarar en cualquier mucosa o estar generalizado, pudiendo afectar incluso al riñón y producir nefritis edematosa. Los dolores son punzantes que empeoran con el calor y mejoran con el frío. Puede haber fiebre y la piel estar indistintamente seca o húmeda. Hay ansiedad, edemas, falta de sed, intolerancia al calor, cansancio e iniciación repentina de los síntomas.

Tratamiento :
La posología se debe administrar cada media hora o cada diez minutos si el caso es agudo, siendo la potencia de 7 a 15 CH. En la medida en que mejora la enfermedad se conserva la potencia pero se espacia la frecuencia.

Podemos tratar una gran cantidad de enfermedades cutáneas como la urticaria, las quemaduras de sol y las picaduras de insectos y cualquier otra enfermedad cutánea que mejore con el frío.

Es útil en enfermedades oculares como la conjuntivitis o la queratitis, en las anginas con edema de glotis, en los derrames pleurales, en la paperas y las meningitis, en la nefritis aguda, albuminuria y de manera general en cualquier edema que no curse con sed.

Su eficacia en casos iguales o similares que necesiten la aplicación urgente de un corticoide es muy alta, aunque la eficacia es pasajera y se impone tener preparado el remedio definitivo.

ÁRNICA
Arnica montana

Patogenesia :
Fiebre con astenia acompañada de agujetas y dolores musculares, así como moratones y púrpuras.

Características de la enfermedad:
El cuerpo entero está dolorido y se agrava al menor contacto y especialmente con las sacudidas, siendo habitual que no se soporte la cama por parecer demasiado dura. Mejora con el reposo y acostado con la cabeza baja.

Tratamiento :
Es eficaz en cualquier clase de traumatismo, en los postoperatorios, después del parto, en la fatiga del deportista y después de cualquier trabajo intenso. Mejora la congestión sanguínea de la cara y la nariz, especialmente si el cuerpo permanece frío, cuando se tienen escalofríos y deseos intensos de beber, así como en las afonías de los cantores después de un gran esfuerzo con la voz. En estos casos es normal encontrarse con un sujeto a quien le huele el aliento y sus heces son fétidas. También lo utilizaremos en la trombosis, las parálisis, los espasmos arteriales, la arteriosclerosis, el infarto de miocardio y la tosferina. Es un auxiliar en la apoplejía, hemorragias de la retina, varices y ciática.

En los traumatismos antiguos bastará con una dosis semanal a la 30 CH, mientras que en los casos agudos emplearemos la 15 CH.

ARSENICUM ALBUM
Anhídrido arsenioso

Patogenesia:
Es un potente veneno que provoca, entre otros males:
Lesiones del sistema nervioso con convulsiones y parálisis progresiva con fuertes calambres. Irritación que conduce a la necrosis en mucosas digestivas, respiratorias o genitales. Afecciones del aparato circulatorio con gangrena, hemorragias y anemia, al mismo tiempo que se lesiona la médula gris. Hay una pérdida progresiva de las funciones vitales con adelgazamiento, astenia y anemia, mientras que la piel aparece escamosa y seca.

Características de la enfermedad:
Nos encontramos con una persona delgada, pálida, con el rostro demacrado, con arrugas y edemas en los párpados inferiores. Los niños, meticulosos y ordenados, son frioleros, frágiles, se atemorizan con facilidad y tienen miedo a la soledad y la noche. Adultos y niños sufren con frecuencia episodios de agitación y depresión, a lo que se suma la debilidad, los deseos de tumbarse, la ansiedad y el miedo a la muerte.
Mejoran con el calor, cambiando de posición y con las comidas y bebidas calientes, salvo en los casos agudos en los que prefieren las bebidas frías. No les gusta la carne, padecen sed fuerte que se mitiga bebiendo pequeñas cantidades repetidas y tienen sensaciones diversas de quemaduras, empeorando generalmente entre la una y las tres de la mañana.

Tratamiento :
Los casos leves se solucionan con una dosis diaria a la 7-15 CH, reservando las diluciones altas para emplearla una vez a la semana o al mes.
Eficaz en las infecciones graves que cursan con hipersensibilidad al frío y con dolores que mejoran con el calor. También en infecciones intestinales, urinarias, vaginales, así como en el asma, la coriza nocturna, las dermatosis crónicas, la psoriasis y las neuralgias.
Se emplea cuando hay un intenso adelgazamiento, hiperfunción tiroidea, gastroenteritis, neuritis o hipersensibilidad general.

BELLADONA
Atropa belladonna

Patogenesi :
Produce aceleración del pulso, midriasis, sequedad de mucosas, fiebre y picores. Después delirio con alucinaciones, decaimiento, parálisis, coma y muerte.

Características de la enfermedad:
La aparición es brusca, imprevista, normalmente en infecciones. Hay fiebre alta, sudores, cara roja y congestionada, dolores de cabeza con agitación y hasta convulsiones.
Aparecen afonía, sequedad de garganta, tos seca, anginas y calores intensos. Empeoran con la luz, el ruido, el aire frío y mejoran con el reposo en cama. Los síntomas se alivian inclinando el tronco hacia atrás, la menstruación tiene un

olor fétido y los síntomas se agravan con las corrientes de aire, apareciendo y desapareciendo a intervalos regulares.

Tratamiento :
Es muy eficaz en amigdalitis, faringitis y escarlatina, especialmente si hay fiebre alta, rubor y dolor. (8 CH cada hora). En cualquier proceso febril intenso, en las oleadas de calor y cuando hay calambres o convulsiones (15 CH).También en las inflamaciones uterinas y en la menstruación dolorosa o prolongada.

IPECACUANA
Raíz de Uragoga ipecacuanha

Patogenesia:
Alteraciones en la mucosa del aparato digestivo con vómitos, diarreas y náuseas. Hay inflamaciones respiratorias con disnea, asma, tos espasmódica e incluso vómitos de sangre.

Características de la enfermedad:
Las tos suele ir acompañada de náuseas y vómitos, es agobiante y en las crisis la cara se pone cianótica, declarándose además una fuerte disnea con expulsiones de sangre en los accesos de tos. Los trastornos se acompañan con abundante salivación, vómitos al comer con sensación de asco, cólicos, ausencia de sed y expulsión de flemas.

Tratamiento :

La posología es de dos a cinco veces al día en las náuseas de embarazada, las diarreas, las indigestiones y las heces hemorrágicas.

También se empleará en la tos que produzca vómitos, en las bronquitis, el asma y la tosferina grave, así como en las cefaleas paroxísticas y la conjuntivitis.

LACHESIS MUTUS
Veneno de serpiente surucucú

Patogenesia:

Su acción es preferentemente sobre el sistema nervioso provocando trastornos vasomotores, trastornos sensitivos, excitación seguida de depresión, disminución de la función respiratoria y cardíaca, así como hemorragias con cianosis de piel y mucosas.

Características de la enfermedad:

La encontramos en personas obesas, con mejillas sanguíneas y que tienen un carácter muy cambiante en el que no faltan la desconfianza, los celos y la depresión. Son orgullosos, vengativos, vanidosos, desconfiados y sueñan frecuentemente con su muerte.

No toleran la ropa ajustada, tienen la lengua seca, temblona, y padecen frecuentemente amigdalitis y faringitis.

Suelen ser grandes bebedores, padecen sinusitis, oleadas de calor en el rostro, dolores de cabeza, hipertensión arterial y varices o hemorroides. Son frecuentes también las úlceras cutáneas.

Las mujeres padecen frecuentes problemas en los ovarios, tienen reglas irregulares, dolorosas, aunque mejoran de sus molestias una vez que se declara el período.

Ambos empeoran con el calor, los días de sol y al despertar, mientras que mejoran al aire libre y con ambientes primaverales.

Tratamiento :

Indicado en alcoholismo y sus secuelas de trastornos gástricos, así como en el coma etílico, en el cual se dará 30 CH cada seis horas.

En los trastornos del carácter, celos o envidias acusadas, se administrarán 15 CH una vez al día, y en la menopausia y las dismenorreas, así como en los sofocos, las varices y las migrañas, 9 CH en días alternos.

También en los abscesos purulentos, inflamaciones del tejido celular, flemones, hemorragias capilares, miocarditis, hiperfunción tiroidea, trastornos de la menopausia y enfermedades infecciosas.

MERCURIUS
Metal de mercurio

Patogenesia :

Tóxico muy enérgico que produce, entre otros males: lesiones de la mucosa bucal con estomatitis, úlceras y encías blandas, lengua hinchada y saburral, sed intensa con sialorrea, parotiditis y fiebre con escalofríos y temblores.

También daña el sistema digestivo provocando vómitos y diarreas, el riñón produciendo hematurias, albuminuria y anuria, llegando a generar un fallo renal total. Hay

237

abundante sudación, palidez, anemia, grandes úlceras y fetidez de aliento.

Características de la enfermedad:
La encontramos en personas débiles, sudorosas y que tienen excreciones irritantes, corrosivas y olorosas, al mismo tiempo que dolores punzantes en los huesos.
Empeoran con el sudor, por la noche y cuando hay temperaturas altas, teniendo asco a la carne. Le gusta la leche, el calor moderado y seco y padecen deseos incontrolables de orinar, aunque lo que expulsan es escaso y oscuro. Las mujeres padecen leucorrea y los hombres uretritis, y ambos aliento fétido, garganta enrojecida y expulsan heces verdosas.

Tratamiento :
En los problemas de garganta como amigdalitis, gingivitis, paperas y estomatitis, administrar 15 CH de **Mercurius solubilis** (Amidonitrato de mercurio) cuatro veces al día. También es eficaz en la otitis media, abscesos, tuberculosis cutánea, sinusitis, hepatitis, colitis ulcerosa y las afecciones oculares que cursan con inflamación. En las afecciones urinarias, digestivas y genitales la misma dosis a la 9 CH de **Mercurius corrosivus** (Cloruro de mercurio) y en los trastornos emocionales bastará una dosis semanal a la 30 CH.

NUX VÓMICA
Nux vomica

Patogenesia :
Suele afectar a la sensibilidad a la luz, el ruido y el frío, y genera personas impacientes, irritables, coléricas cuando se les contradice, mucho más acentuadas en personas con responsabilidades laborales, hombres de negocios e impacientes crónicos.

Características de la enfermedad:
Hay una hipersensibilidad a casi todo, incluido los olores. Por ello el individuo afectado está casi siempre irascible, con deseos de polémica, de mal humor al despertarse y con sueño después de comer. Le sienta mal el café, el frío, el tabaco y los estimulantes, aunque los toma con frecuencia para aguantar la lucha diaria y solamente se sienten aliviados con el sueño, el cual es agitado y solamente profundo casi al amanecer, cuando apenas le quedan unos minutos para levantarse.

Con lengua saburral, repugnancia por el pan y deseos de platos muy condimentados, se sienten incapaces de trabajar después de comer, a no ser que duerman una pequeña siesta. Todo ello les produce trastornos hepáticos, estreñimiento, hemorroides y estornudos frecuentes al levantarse. También padecen dolores lumbares y fiebres con escalofríos de naturaleza imprecisa.

Tratamiento:
La posología puede ser de la 5 CH en los casos locales y de la 30 CH en los casos emocionales.
Indicada en cefaleas, espasmos, náuseas y vómitos emocionales, úlceras gástricas y duodenales, estreñimiento, ciática y neuralgias.

PULSATILLA
Anémona pulsátil

Patogenesia :
Hay alteraciones en las mucosas y en el sistema venoso de las extremidades.

Características de la enfermedad:
Se da en personas rubias y de ojos azules que padecen con frecuencia estancamientos venosos en manos y pies. Tienen tendencia al llanto, aunque pasan de ese estado a la euforia. Son de carácter suave, resignados, aunque se sienten heridos con facilidad y buscan consuelo enseguida.
Les gusta el aire libre fresco, los alimentos naturales, así como moverse en el campo. Pierden con frecuencia el gusto y el olfato, tienen la nariz seca por la noche y húmeda por la mañana, la boca seca sin sed, dolores diversos con escalofríos que cambian con rapidez, mal sabor por las mañanas, digestiones lentas, acidez gástrica y en la piel son frecuentes los sabañones y las úlceras varicosas.
Empeoran con el calor, el reposo y comiendo tocino, mantequilla y otras grasas saturadas. Les apetece mucho el

vinagre, los pepinillos y los platos fríos, lo que les produce frecuentemente diarreas.

No le gustan las relaciones de pareja a pesar de tener un fuerte deseo sexual y los varones es normal que tengan orquitis, mientras que las mujeres padecen amenorreas, leucorreas y flujo negro.

Tratamiento :

Podemos tratar los trastornos digestivos derivados del consumo de grasas animales y helados, las otitis purulentas, las corizas primaverales o crónicas, las varices y sabañones, así como las depresiones por falta de compañía familiar. También las orquitis producidas por las paperas y los trastornos de la menstruación que cursen con flujos anormales.

Es igualmente eficaz en los retrasos de la menstruación, en la esterilidad y la insuficiencia del crecimiento genital, afecciones hepáticas y biliares, inflamaciones de los párpados o conjuntiva, otitis y reumatismos articulares, así como en derrames venosos o hematomas.

RHUS TOXICODENDRON
Zumaque venenoso

Patogenesia :

Alteraciones fibrosas en tendones, ligamentos y aponeurosis que provocan rigideces. Hay edemas y erupciones, así como depresión nerviosa.

Características de la enfermedad:

Hay un entumecimiento general, con agujetas y sensación de rigidez que empeora con la humedad, el frío y la inmovilización. El dolor continúa unos minutos después de iniciado el movimiento y se agudiza en caso de esfuerzos musculares. Las ciáticas que aparecen son especialmente dolorosas en todo el recorrido del nervio, aunque también mejoran con el movimiento.

A nivel cutáneo aparecen unas pequeñas erupciones, transparentes, que no mejoran al rascarse.

Hay ronquera, fiebre, sequedad de boca, sed muy intensa y diarreas con flemas y sangre.

A nivel general se declaran escalofríos, tos seca, sudor, herpes bucal y un estado de estupor con agitación y dolores.

Tratamiento :

Dilución a la 9 CH varias veces al día en reumatismos, esguinces, luxaciones y fatiga muscular por excesos deportivos. También en los reumatismos inducidos por la humedad.

Trataremos también los problemas de piel como la dermatosis, el herpes, el acné y la conjuntivitis, así como la gripe y la fiebre tifoidea. Se empleará en tortícolis, ciática, neuralgias e inflamaciones en la piel con vesículas.

THUYA
Thuja officinalis

Patogenesia :
Actúa especialmente a nivel de piel y en menor proporción en genitales, vías urinarias, sistema nervioso y ganglios linfáticos.

Características de la enfermedad:
Suelen ser personas fuertes, de piel grasa, déspotas y agitados, además de muy sensibles al frío y la humedad. Con frecuencia caen en paranoias, alucinaciones y obsesiones, siendo los candidatos más fáciles para embaucadores psíquicos.

Sudan con facilidad, tienen verrugas, pólipos y condilomas, así como inflamaciones genitales y vegetaciones. Las mujeres acusan leucorrea, vaginitis extrema que impide el coito, dolores de ovarios, menstruaciones dolorosas e hirsutismo.

Hay neuralgias fuertes, aversión a la cebolla y al té, grasa alrededor de la nariz, pelo seco y quebradizo, piel sensible en el tórax, uñas quebradizas, estrías y piel con poros dilatados.

Tratamiento :
Es el tratamiento de elección en las verrugas (9 CH una vez al día), en los papilomas, condilomas, acné juvenil y rosácea, seborrea, caspa, alopecia, quistes, pólipos y fibromas.

También en hipertrofia de próstata, infecciones urinarias, neuralgias, obsesiones, psicosis, intolerancia a las vacunaciones, anticonceptivos y antibióticos, así como en la obesidad y la celulitis. Se le encuentran aplicaciones en enfermedades infecciosas crónicas, gota, inflamaciones del sistema linfático, hemorragias, úlceras cutáneas, caída del cabello, psoriasis, migrañas y sinusitis.

CLASIFICACIÓN DE LOS SÍNTOMAS

Pueden ser subjetivos, como es el caso del dolor, su intensidad y las alteraciones emocionales, u objetivos que, además, son apreciables por el médico o solamente por él, como es el color de la piel, las secreciones, la forma de moverse, la función cardíaca, etc.

Localización :
Pueden ser generales que afecten al tono vital, a la energía, como ocurre en caso de fiebre, sueño intenso, cansancio, sudores o pérdida del apetito.
Locales y que no repercutan en el estado general del cuerpo o al menos no lo alteren simultáneamente, como consecuencia de tener un órgano enfermo.
Y psíquicos, como son los trastornos de la conducta, del juicio o de la efectividad.

Frecuencia :
Hay una serie de trastornos muy comunes como son el insomnio, los dolores en general o las cefaleas, que se presentan en multitud de pacientes y enfermedades, mientras

que otros solamente acompañan y van unidos invariablemente a enfermedades concretas, como es el caso del exantema del sarampión o la ictericia en la hepatitis, los cuales son una prueba inequívoca en el diagnóstico.

Etiológicos :
Nos ayudan a identificar la causa y origen de la enfermedad y en ellos debemos buscar las influencias del clima (seco, húmedo), las alimentarias (escasa, abundante, correcta o incorrecta), las tóxicas (drogas, alcohol, medicamentos), las psíquicas (a causa de un problema emocional intenso o prolongado), las características genéticas que condicionan al individuo y el desarrollo de ciertas enfermedades y las posibles causas traumáticas, ya sean recientes o antiguas, leves o graves.

Psíquicos :
Hay que investigar su condición intelectual y cultural que pueda influir en el desarrollo de enfermedades concretas (hipocondríacos, por ejemplo), si es persona de fobias, manías o ideas fijas, así como si tiene con frecuencia ataques de celos o cólera desproporcionada. En este aspecto lo más importante a evaluar es saber si los síntomas emocionales aparecieron con la enfermedad o son característicos del individuo.

Característicos :
Cuando un síntoma se agrava en determinada circunstancia, como puede ser con la lluvia, el invierno o el sol.

Peculiares :
Que se agudizan en circunstancias poco comunes.

Raros :
Cuando se dan en pocos individuos.

PREDISPOSICION A PADECER ENFERMEDADES

La tendencia de los seres vivos a padecer enfermedades se la denomina "Psora", mientras que si se trata de enfermedades crónicas se habla de "Miasmas". En el mismo sentido y coincidiendo con la medicina china en el concepto del Yin y el Yang, se encontró que si existía un exceso o un defecto se caía en la enfermedad.

La primera crítica que se hizo hacia la medicina química no fue precisamente su toxicidad o yatrogenia, sino el que no fuera capaz de evitar las recaídas. Si bien podían curar o mitigar la mayoría de las enfermedades no podía evitar que la persona enfermara de nuevo de ese mismo mal; todo lo más que podían hacer era detectar de nuevo las enfermedades, pero no evitar que se recayera ni que entrara en una fase crónica.
Lo verdaderamente curioso de estos estudios sobre predisposición a las enfermedades, era que los diferentes grupos de personas analizadas no solamente desarrollaban casi todos la misma enfermedad sino un grupo de ellas.

Cuatro tipos básicos

El tipo **PSORA** tiene tendencia a la parasitosis, a las enfermedades alérgicas (especialmente de vías respiratorias) y a las infecciones del aparato urinario y digestivo.

Sus enfermedades son de aparición periódica, alternándose entre ellas y las afecciones cutáneas. Son de tipo crónico y la convalecencia de las agudas es larga.

Responde bien a la administración de Nux Vomica, Lycopodium, Sulfur, Calcárea Carbónica, Graphites y Psorinum.

La predisposición **SICOSIS** es un modo que se caracteriza por las afecciones de piel benignas como los quistes, los papilomas, los fibromas, las verrugas o los condilomas, de aparición lenta pero progresiva.

Son personas con facilidad para retenciones hidrosalinas como la celulitis, o los edemas, de temperamento depresivo, síntomas todos que se agravan con la humedad y el frío.

Responden bien a la administración de Silicea, Causticum, Thuya y Medorrhinum.

El **TUBERCULISMO** consiste en la facilidad con la que varían los síntomas, no entran en su fase crónica e incluso se modifican o desaparecen en el momento de llegar a la consulta médica. Tienen facilidad para adelgazar y padecer avitaminosis, lo mismo que para coger enfermedades del aparato respiratorio y venoso. Su hipersensibilidad nerviosa les hace padecer angustia y ansiedad con frecuencia.

Su medicación adecuada base es el Phosphorus, Natrium muriaticum, Tuberculinum y Pulsatilla.

Y el **LUESIS** es un modo reaccional que consiste en un desarrollo asimétrico de músculos y huesos, en la aparición de inflamaciones que se concentran en las vísceras y el tejido vascular, estando afectados con frecuencia el sistema nervioso (es frecuente la esclerosis), las articulaciones, el sistema linfático y la piel. Todo ello comporta un temperamento psíquico muy alterado que le hace presa de numerosas patologías mentales.

Sus remedios adecuados son Luesinum, Kalium bichromicum, Argentum nitricum y Mercurius solubilis.

CAPÍTULO 22

BIOSALES

Las doce sales bioquímicas de Schüessler

Según las experiencias relatadas por el Dr. Schüessler a finales del siglo pasado, hay un total de doce sales minerales disueltas en la sangre y los tejidos humanos las cuales y aunque juegan un papel secundario (al menos si las comparamos con las vitaminas), son indispensables para el funcionamiento del organismo, evitar su degeneración prematura y mantener las defensas orgánicas activas y eficaces.

En base pues a esta teoría, estas sales controlarían a través de su movimiento molecular todas las funciones corporales y su carencia total o parcial impediría que otros componentes mucho más importantes pudieran realizar las funciones que le son propias. Pero no solamente es su carencia la que puede originar los trastornos descritos con anterioridad sino que existen numerosos factores que pueden bloquear o dificultar su misión, independientemente de que su presencia sea la correcta.

De este modo y aunque las 12 sales mencionadas se puedan encontrar con facilidad a través de los alimentos marinos, la luz del sol y hasta en el mismo aire que respiramos, una alimentación inadecuada, tóxicos de cualquier tipo, enfermedades del metabolismo y hasta causas emocionales pueden impedir su acción.

Se deben administrar preferentemente a la 6DH.

Las doce sales

FLUORURO CÁLCICO
Calcárea fluorica

La encontramos en las células del tejido conjuntivo y fibroso, en el periostio, en los dientes, los tendones, el cristalino y la piel.

La contienen en cantidades importantes el albaricoque, tomate, trigo, uvas, arroz, cebada, patatas, espárragos, espinacas y el té.

Actúa sobre todos los tejidos de sostén, especialmente los ligamentos, el esmalte dentario y la médula ósea.

Su carencia provoca retraso en el desarrollo óseo, flojedad ligamentosa, varices y hemorroides.

Indicaciones :
Insuficiencia venosa, fibrosis glandular, ptosis mamaria o parpadeal, caries, raquitismo, osteoporosis y tobillos frágiles. Irregularidad en el crecimiento y deformaciones óseas.

FOSFATO CÁLCICO
Calcárea phosphórica

Por su radical fosfórico forma parte de todas las células orgánicas, llegando a ser imprescindible en la producción de energía, la renovación de las células sanguíneas, la salud del sistema nervioso y todo el sistema óseo.

Se encuentra en las cerezas, los albaricoques, las ciruelas, los dátiles, las fresas, la naranja, la pera, el limón, las uvas, las nueces y los plátanos. También en las alcachofas, el apio, el arroz, los cereales, las castañas, las cebollas, los champiñones, los espárragos, las espinacas, los nabos y las coles.

Su carencia provoca alteraciones en el desarrollo intelectual, debilidad muscular y retraso en el desarrollo óseo.

Indicaciones :

Raquitismo, reumatismos, crecimiento, anemias, hemorragias frecuentes. Niños que crecen demasiado rápidamente y les duelen los huesos.

SULFATO CÁLCICO
Calcárea sulfúrica

Su contenido en azufre le hace idóneo como depurativo, tanto a nivel de la piel como hepático. Lo encontramos en cantidades importantes en la vesícula biliar y su carencia produce una deficiencia en los mecanismos de eliminación de impurezas y toxinas, acumulándose éstas en los depósitos naturales, como pueden ser las mucosas nasales y la piel. Las consecuencias son, primordialmente, una gran proliferación en enfermedades de la piel.

Se encuentra en los ajos, los puerros, berros, mostaza, almendras, patatas y leche.

Indicaciones :

Forúnculos, supuraciones crónicas, mucosidad verdosa y maloliente, caries dentales, fístulas anales supuradas, cistitis, amigdalitis supuradas, ganglios supurados, dermatitis.

FOSFATO DE HIERRO
Ferrum phosphoricum

Elemento esencial en la sangre y la hemoglobina, interviniendo de manera decisiva en la oxigenación tisular, en la maduración de las células del bazo y la médula ósea, ayudando además al transporte del oxígeno a través de la sangre.
Lo encontramos en los músculos, la sangre y los órganos hematopoyéticos.
Su carencia produce anemia ferropénica, amigdalitis de repetición, debilidad muscular, dientes transparentes, vasodilatación, plétora sanguínea y hemorragias, principalmente nasales. Paradójicamente, su exceso también produce hemorragias diversas.
Los alimentos más ricos en hierro son los berros, las carnes rojas, las espinacas, el hígado de mamíferos, las legumbres, los cereales y el pescado.

Indicaciones :
Anemia, mala circulación sanguínea, esguinces, fiebres ligeras o eruptivas, atonía intestinal, estreñimiento, bronquitis aguda, coriza, epixtasis, rinitis aguda, sinusitis, tos dolorosa, blenorragia, cistitis, metrorragia, amigdalitis, contusiones, erisepela.

CLORURO POTÁSICO
Kalium muriaticum

A nivel corporal lo encontramos en los líquidos intra y extracelulares, tejido intersticial, así como en la fibrina, los glóbulos sanguíneos, músculos y en general en todas las células ya que es imprescindible para lograr el equilibrio osmótico.

Fluidifica las mucosas y su carencia provoca exudados espesos, muy fibrosos, con ganglios linfáticos inflamados.

En los alimentos lo encontramos en los albaricoques, castañas, cerezas, cebollas, dátiles, limón, plátanos, miel y uvas, además de en las alcachofas, achicoria, apio, cereales, espinacas, judías verdes, huevos y patatas.

Indicaciones :
Erupciones cutáneas, adenopatías, hemorragias, infecciones, aftas bucales, dispepsia por alimentos grasos, anginas blancas, rinitis crónica, tos, blenorragia con secreción, cistitis en la obesidad, leucorrea blanca, nefritis con albuminuria, acné, erisepela con vesículas, blefaritis, abscesos supurados.

FOSFATO POTÁSICO
Kalium phosphoricum

Compuesto mineral presente en el tejido nervioso en particular, cerebro y huesos.

Indicaciones :
Todas las afecciones del sistema nervioso que cursen con depresiones, ansiedad, irritabilidad e insomnio. También en el cansancio físico y psíquico, la debilidad intelectual y la fiebre alta.

En la relajación visceral por debilidad de los nervios, la ciática, la hipocondría, la histeria, los vértigos, la dispepsia de origen nervioso, la úlcera gástrica, la incontinencia de orina y la fotofobia. Dolores de cabeza en los estudiantes.

SULFATO POTÁSICO
Kalium Sulfuricum

Lo encontramos en la epidermis, las mucosas, los leucocitos y hematíes, la médula ósea y los músculos.
Contribuye al transporte del oxígeno a todo el organismo y su carencia produce falta de oxigenación, especialmente en la piel, descamación, secreciones diversas y formación de costras. También secreción en las mucosas con fiebre alta.

Indicaciones :
Asma, bronquitis crónica con expectoración, coriza con secreciones amarillas, blenorragia, leucorrea, eczema con exudados, psoriasis descamativa, conjuntivitis y otitis supurada.

FOSFATO MAGNÉSICO
Magnesia phosphorica

Componente esencial de la célula y la médula espinal, forma parte también de los músculos, huesos y dientes, ejerciendo una acción euforizante sobre el sistema nervioso central. Interviene en el metabolismo de los glúcidos y prótidos, tiene acción lipotropa y mejora las funciones biliares.
Es decisivo en la coagulación sanguínea y la transmisión neuromuscular.
Los alimentos que lo contienen en cantidades significativas son las espinacas, lechuga, puerro, queso, trigo y cereales.

También los albaricoques, las almendras, dátiles, nueces, pan, pera, ciruelas y cerezas.

Indicaciones :
Arteriosclerosis, litiasis renal, infarto de miocardio, neuralgias, contracturas musculares, espasmos, calambres, jaquecas con punzadas, convulsiones infantiles, cólicos que mejoran con el calor o encogiéndose, tos convulsiva, dismenorreas.

CLORURO SÓDICO
Natrium muriaticum

Esta sal está ampliamente difundida por todo el organismo, incluso en las partes sólidas y junto con el potasio regula el equilibrio osmótico de las células, favoreciendo el crecimiento y regeneración de las mismas. Su carencia produce una distribución anormal de los líquidos orgánicos, con una mayor eliminación renal, así como dificultades digestivas, deshidratación y serosidad de mucosas. Su exceso, mucho más conocido, produce edemas, hipertensión, hidropesía y rotura de glóbulos blancos y rojos.
Se encuentra en la mayoría de los alimentos, especialmente en las almendras, albaricoque, ciruelas, dátiles, moras, naranja, pera, uvas y avellanas. También en la remolacha, lentejas, mantequilla, manzana, cebada, achicoria, apio, arroz, pescados, carnes y huevos.

Indicaciones :

Astenia, hipotensión, aerofagia infantil, debilidad muscular, deshidratación, lumbago, dolores de cabeza, depresiones por shock afectivo, irritabilidad, dispepsia, estreñimiento por sequedad intestinal, coriza, rinitis aguda y anemia. Dolores en la lengua, labios y nariz.

Niños delgados con buen apetito, cansados y con sed insaciable. Jaquecas matutinas y aversión al mar.

FOSFATO SÓDICO
Natrium phosphoricum

Se localiza en los líquidos constituyentes de los tejidos, en las células nerviosas y musculares, y su misión es regular el equilibrio ácido-base además de ser un catalizador que neutraliza los ácidos grasos alimentarios. Elimina el ácido láctico producido por la descomposición del glucógeno, destruye el ácido úrico, controla el exceso de azúcar y favorece la eliminación de las grasas.

Indicaciones :

Reumatismo, hiperacidez, litiasis renal y retención de orina. Gota, litiasis biliar, diarreas verdosas, otitis con pus y blefaritis.

SULFATO SÓDICO
Natrium sulfuricum

Lo encontramos en los riñones, el páncreas y en intestino, actuando sobre las funciones biliares, urinarias y en la eliminación del agua orgánica. Su carencia provoca retención hídrica, edemas y celulitis.

Indicaciones :
Edemas, hemorragias, artritismo, flatulencia, colecistitis, cólicos estomacales, diarrea después del desayuno, vómitos, ictericia, anginas supuradas, asma que se agrava con la humedad, sabañones y verrugas.

CAPÍTULO 23

Cosmética natural

Durante años los químicos han tratado de traspasar la barrera defensiva de la piel para intentar introducir sustancias químicas a través de ella, lo que no siempre han conseguido. La mayor dificultad estriba en hacer que penetren a través de los poros, quizá la vía más rápida para llegar al interior, los cuales se obstruyen con tanta facilidad que impide cualquier intento en ese sentido.

Las cremas grasas o los aceites de origen mineral apenas se absorben, por lo que deben ser empleados precisamente como protectores contra las agresiones exteriores. Si se absorbieran no nos serían útiles para protegernos del sol, de la lluvia o de la contaminación por disolventes, detergentes o pinturas, por ejemplo. Precisamente en esa imposibilidad aparentemente negativa para entrar en la piel está su utilidad. En esta misma línea deberían estar los jabones y cremas limpiadoras, los cuales solamente deben actuar de manera muy superficial, nunca con profundidad como la publicidad nos indica. Su acción abrasiva debe limitarse a la epidermis, ya que resulta ilógico que alguien pretenda limpiar el interior de nuestro cuerpo mediante un jabón.

Pero no siempre es necesario que la crema aplicada permanezca en el exterior, como una barrera, sino que la mayoría de las veces lo que buscamos es precisamente que puedan actuar sobre capas más profundas para que ejerzan su labor regeneradora. Para lograrlo se emplean sustancias vegetales o de procedencia animal muy parecidas a nuestras propias grasas, generalmente muy fluidas, que puedan actuar al mismo tiempo como vehículo conductor para sustancias medicinales. La piel es poco permeable en circunstancias normales y por ello hay que favorecer esta permeabilidad mediante masajes, calor, productos químicos o corrientes eléctricas, los cuales pueden romper esta barrera cutánea.

Situaciones de fatiga extrema, la menstruación o la niñez, acrecientan la capacidad de absorción de la piel, lo que podemos emplear en nuestro favor, aunque guardando las oportunas precauciones. En este sentido hay que tener cuidado con cremas que contengan tejidos animales, hormonas o alcohol, los cuales al ser absorbidos y pasar al torrente sanguíneo pueden causar serios problemas de salud.

A través de la piel pasan con facilidad los aceites esenciales extraídos de las plantas y flores, así como cualquier producto que lleve una base alcohólica. En niños pequeños y embarazadas nunca se deberían emplear estas sustancias, salvo bajo control de un experto.

Por último, hay que señalar que la aplicación de una crema grasa en cantidades altas obstruye totalmente los poros y por tanto impide su absorción, oxidándose posteriormente y descomponiéndose. Cuando empleemos una crema con base grasa o un aceite, hay que hacerlo en muy pequeñas proporciones, lentamente y con cierta energía, facilitando su paso a través de los poros sin obstruirlos.

He aquí algunos consejos para evitar arrugas prematuras:

- No se exponga al sol estando quieta durante más de diez minutos al día.
- Protéjase la cara y las manos también del frío intenso.
- No utilice habitualmente jabón para lavarse la cara. El agua es su mejor aliado.
- Beba abundante agua todos los días, especialmente en los meses de calor.
- Duerma al menos ocho horas diarias.
- Practique ejercicios de relajación de vez en cuando.
- La gimnasia agotadora genera con el tiempo muchas arrugas por deshidratación. Practíquela con moderación.
- Los deportes al aire libre son perjudiciales para la piel.
- Los baños de agua caliente prolongados deshidratan la piel por ósmosis.
- No emplee colonia ni gel en la cara.
- Procure no hacer muecas continuadas ni gesticular excesivamente con la cara. Mírese en un espejo cuando habla o grita y observará dónde se le están formando las arrugas.
- Coma abundante frutas y verduras, evitando las carnes procedentes de mamíferos.
- No beba alcohol, es un potente deshidratante del organismo.
- Los regímenes de adelgazamiento siempre son perjudiciales para la piel y a veces para la salud. No basta con acudir a un médico para evitar su efecto

pernicioso. Si tiene que adelgazar hágalo lentamente, no más de dos kilos por mes y sin pasar hambre. Un ligero sobrepeso suele eliminar arrugas, mientras que un adelgazamiento brusco las provoca. Vd. debe calibrar si es más importante tener arrugas o cinco kilos de más.

- Por último, un consejo: si alguien le critica sus arrugas, cambie de amiga, no de cosmético.

Estos son algunos de los tratamientos habituales que se efectúan en las clínicas de belleza Eberlin, en los cuales se emplean exclusivamente productos naturales:

- **Mascarilla de arcilla:**
  Se puede emplear para el acondicionamiento de la piel, en este caso mezclada con aceites esenciales de Limón, Romero, Pino o Salvia, y servirá para extraer comezones y producir una suave exfoliación del tejido queratinizado.
  Cuando se aplica para el tratamiento del acné se mezcla con una loción hidratante hasta obtener una mezcla semilíquida a la que se agregarán 3 gotas de esencia de Limón, Romero, Eucalipto y extracto de Alholva

- **Reafirmante y antiedad:**
  Se emplea colágeno, fluidos vegetales que activen la circulación (Hamamelis o Ginkgo Biloba), extracto de Hipérico y Alholva, y una crema rica en proteínas y lípidos vegetales. Por vía interna se recomiendan las vitaminas antioxidantes (A, C y E) y magnesio asimilado en levadura.

También se emplean los Hidroxiácidos extraídos de la caña de azúcar, pues poseen un buen efecto contra las manchas solares, el engrosamiento de la piel y el fotoenvejecimiento.

- **Pieles sensibles:**
Las mascarillas deberán contener esencia de Salvia y Romero, mientras que para las cremas se recomienda Manzanilla y Hamamelis. Por vía interna el germen de trigo y suplementos de vitamina E, ayudan a mejorar la fortaleza de la piel.

- **Celulitis:**
Esta enfermedad tan rebelde al tratamiento se trata cosméticamente mediante el uso de Fucus, Hiedra, Potasio, Cola de caballo, aceites esenciales de Melisa y Pino, y extractos de Arnica, Hamamelis y Alholva. Es importante calentar previamente la piel mediante un masaje para lograr que los principios activos penetren bien. Una vez que se aplica el cosmético se puede cubrir la zona afectada con un plástico, aplicar calor infrarrojo y procurar que la paciente sude.

- **Obesidad:**
Un remedio local es el sistema de vendas frías que consiste en vendar desde la planta de los pies hasta el abdomen, aplicando después de retirar las vendas una crema reductora.

- **Circulación venosa:**

  Las varices son otro de los problemas endémicos en las mujeres y para combatirlas se utilizan preferentemente los extractos de Arnica, Hamamelis y Castaño de Indias. Se aplican mediante un masaje desde la planta del pie, en sentido ascendente hasta los glúteos.

- **Tratamiento de senos:**

  La terapia incluye rehidratar la glándula, fortalecer la musculatura de los pectorales mayores y menores, y recuperar la actividad hormonal. Se emplean el extracto de Genciana y Eleuterococo, así como los aceites de germen de Trigo, Lúpulo y Salvia. Las cremas se aplican de manera circular o mediante ionización.

Conclusiones

¿LO CONVENCIONAL CONTRA LAS ALTERNATIVAS?

Cuando alguien afirma: "está demostrado científicamente", está impidiendo cualquier posibilidad de duda hacia ese sistema.

Hay muchos errores en la medicina convencional, así como fraudes en la medicina alternativa. La medicina convencional apenas informa a los enfermos sobre los riesgos y posibilidades de los medicamentos, haciéndoles creer que si están en sus manos hasta los efectos secundarios serán inocuos. Prescriben y prescriben drogas muy potentes que van a causar más daño que la enfermedad misma y las drogas más caras son manejadas por los médicos de mayor prestigio.

Las medicinas alternativas, por el contrario, no suelen causar daño pero se encuentran divididas y no existe un organismo que se ocupe de la investigación. Por ello es razonable buscar un consenso entre ambas medicinas en el cual el único interés sea el restablecimiento de la salud de los pacientes, no averiguar quién tiene la razón.

Quitar toda esperanza

Es inmoral decir a un paciente que su enfermedad no tiene cura, pues lo razonable es decir que no se conoce la cura

264

bajo los postulados de esa medicina. Todos los profesionales de la salud, convencionales o alternativos, deben motivar a sus pacientes a que acudan a otras terapias cuando no sean capaces de curarles.

No emplear productos poco seguros

Una persona que desea probar una terapia alternativa tiene que disponer de suficiente información sobre ella antes de emplearla. No basta con un consejo bien intencionado. Muchos de los productos de reciente salida al mercado no poseen las propiedades curativas que aseguran y puede ser que el enfermo demore demasiado la utilización de productos más eficaces.

Un deseo razonable

La demanda de la población hacia las medicinas alternativas es muy alta y las autoridades sanitarias deberían facilitar el trabajo de estos profesionales. Los terapeutas alternativos actuales desean realizar un trabajo de investigación serio para lograr mayores conocimientos, pero no disponen de academias bien organizadas.

No es humano, ni ético, ni siquiera inteligente, meter en la cárcel a un profesional de las medicinas alternativas acusándole de intrusismo, puesto que está bien claro que no quiere ejercer la medicina convencional.

Del mismo modo, resulta una incongruencia tratar de lograr que una medicina alternativa aporte datos "científicos" de su eficacia, puesto que se trata de métodos empíricos. La eficacia de un compuesto químico se puede medir en un laboratorio, pero un producto natural es una sustancia viva que necesita un medio natural y orgánico para funcionar.

"Permita que cada ojo negocie por sí mismo y no confíe en ningún agente." Shakespeare.

Frases a destacar

1- Las naranjas no necesitan una conservación escrupulosa, aunque es recomendable limpiar la cáscara si deseamos consumirla también, pues en ella se encuentran preciados aceites esenciales.

2- La alcachofa es un alimento que posee interesantes propiedades medicinales, ayudando a mejorar las funciones hepáticas, bajar el colesterol y controlar la diabetes.

3- En la nuez del albaricoque se encuentra la preciada vitamina B-15, de la cual se dice prolonga la juventud.

4- Las propiedades medicinales de la cebolla son incuestionables, especialmente su efecto antibiótico y depurativo, además de inducir suavemente al sueño.

5- La manzana que tentó a Adán y Eva es una de las frutas más sabrosas y mejor toleradas gástricamente. Se dice que quien come una manzana al día no conoce enfermedad grave.

6- La Bardana es la mejor planta depurativa conocida, además de poseer un efecto antibiótico potente contra los estafilococos. Antiguamente se empleaba para curar la sífilis.

7- La Bolsa de pastor, habitual hierba en los jardines, es el mejor antihemorrágico natural conocido, tanto externamente como internamente.

8- El Diente de león se puede comer en ensalada, aportando un ligero sabor amargo y proporcionando numerosos nutrientes. Se puede consumir la raíz tostada para elaborar café.

9- Esta popular hierba posee un efecto antibiótico muy potente, además de estimular el sistema defensivo, por lo que puede ser empleada como preventivo de enfermedades invernales.

10- De origen coreano, si conseguimos una raíz con más de seis años de antigüedad obtendremos unos efectos muy potentes. Su consumo supone una alternativa perfecta al café.

11- El Hinojo se suele confundir con el Anís, pero su efecto es algo más intenso. Se trata de una hierba muy adecuada para mejorar la función de los ovarios.

12- El Hipericón o Corazoncillo, es el mejor antidepresivo natural conocido, aunque tarda algunos días en comenzar a hacer efecto.

13- La Manzanilla romana es mucho más eficaz para los problemas digestivos que la Dulce.

14- Las hojas del Olivo aportan interesantes propiedades medicinales para combatir la hipertensión, el colesterol y la diabetes.

15- El Orégano, tan presente en las pizzas, es una especie culinaria que tiene propiedades interesantes en la menstruación, las bronquitis y las alteraciones digestivas.

16- Se le considera uno de los mejores antibióticos naturales más eficaces. Estimula el sistema defensivo y mejora la adaptación orgánica hacia la enfermedad.

16 BIS- En el comercio encontraremos numerosas presentaciones para emplear los aceites esenciales. Para ingerirlos se puede emplear un poco de azúcar o mezclarlos con una infusión, nunca más de dos gotas.

17- El espliego no solamente proporciona un exquisito aroma, sino que es un suave relajante que podemos añadir al agua del baño.

18- La Menta, en cualquiera de sus variedades, tiene un sabor inigualable y nos ayuda a realizar la digestión y combatir la pereza.

19- El Romero, denominado como Ginseng español, es un eficaz estimulante y nos ayuda a combatir las crisis reumáticas.

20- El Masaje, efectuado por uno mismo o por otra persona, es la forma más antigua conocida para proporcionar bienestar corporal y mental.

21- No siempre el nerviosismo está ocasionado por causas ajenas, pues con frecuencia es la misma persona quien se crea sus propios temores.

22- Aunque empleados con poca frecuencia, los colores pueden inducir diversos cambios en nuestro organismo sin causarnos daño. Una habitación pintada correctamente puede mejorar a un enfermo crónico, lo mismo que el color de una oficina contribuye a que los trabajadores se cansen menos y sean más eficaces.

23- El Acebo es una planta protegida pues está en peligro de extinción. No debe emplearse por motivos ornamentales, aunque es razonable que la usemos por motivos medicinales.

24- La Achicoria, especialmente la silvestre, posee importantes efectos medicinales ocultos en sus flores de primavera.

25- La Agrimonia ayuda a mejorar nuestro carácter, librándonos de angustias y temores.

26- Las propiedades medicinales del Castaño nos ayudarán a mejorar nuestra alerta mental.

27- El Nogal se emplea para conseguir una rápida y correcta adaptación a los cambios, tanto laborales como climáticos o emotivos.

28- En las pequeñas flores del Olivo se encuentran propiedades medicinales casi desconocidas, entre ellas la de ayudar a mejorar nuestra estado anímico.

29- El Pino silvestre, no el de los parques, posee buenas propiedades para modificar favorablemente nuestro comportamiento.

30- La Verbena aporta sus buenos efectos para calmar los espíritus inquietos y combatir los estados de intensa irritación emocional.

31- La mayoría de los preparados homeopáticos son inocuos, pues la sustancia original ya no está presente en ellos.

32- Las medicinas alternativas insisten en que solamente modificando los hábitos de vida se puede restablecer definitivamente la salud. La prevención de la enfermedad debe lograrse comiendo alimentos naturales, haciendo algo de ejercicio, no tomando drogas y efectuando actividades que proporcionen paz al espíritu.

33- La Hidroterapia es una de las formas naturales más reconfortantes para el cuerpo y la mente.

34- Las plantas y flores ocasionan alergias primaverales, aunque también son frecuentes las provocadas por medicamentos, joyas, plásticos, alimentos y cosméticos.

35- Dormir bien y plácidamente, es un buen remedio para calmar la ansiedad pues permite que el organismo se enfrente a los problemas con energía.

36- La Berza o Col es un estupendo alimento que posee buenos efectos medicinales para las enfermedades gástricas, incluidas las úlceras duodenales.

37- La Fumaria ejerce una labor de fondo para efectuar una depuración y limpieza de todo el cuerpo, en especial en hígado y sistema circulatorio.

38- En las bronquitis crónicas el Gordolobo es una planta medicinal que ayuda a eliminar la mucosidad y protege a los pulmones suavizando la mucosa bronquial.

39- La Vellorita, conocida vulgarmente como Margarita, es un buen remedio para prevenir el cáncer de piel y mama. Se aplica localmente en forma de aceite.

40- El ejercicio físico, pero no el deporte competitivo, es un buen remedio de fondo para combatir las crisis depresivas.

41- La popular lechuga, tanto el jugo como las hojas, es un alimento apto para estómagos delicados y para mitigar la acidez estomacal.

42- La loción de Caléndula o el aceite supone un buen remedio para corregir el Herpes, especialmente si la mezclamos con Própolis.

43- El perejil empleado para condimentar los platos es un remedio también contra la hipertensión, aunque hay que comerlo crudo. Una mezcla de ajo y perejil, añadidos a cualquier plato, supone una forma sabrosa para consumir ambos.

44- La Milenrama tomada habitualmente impide las crisis de jaqueca ocasionada por problemas vasculares, especialmente si la unimos a la Mejorana.

45- La Malva es una planta de la cual se aprovecha hojas y flores. Posee interesantes propiedades adelgazantes, mejora el estreñimiento y externamente suaviza la piel.

46- El Llantén menor, presente en todos nuestros prados, es uno de los remedios tradicionales más eficaces para las afecciones de garganta producidas por el frío.

47- El Rusco es uno de los remedios más tradicionales para el tratamiento de los problemas circulatorios.

48- Los puerros, además de ser un alimento muy saludable, nos aportan cantidades importantes de sulfato cálcico.

49- El cloruro potásico presente en el Apio es una buena forma de suministrar a nuestro organismo este mineral que nos ayudará a mejorar los líquidos corporales.

50- Las ciruelas, además de ser un estupendo laxante, nos aporta cantidades altas de fosfato magnésico, un elemento imprescindible para el sistema nervioso.

51- Una piel correcta se empieza cuidando en la juventud. Una buena alimentación, sueño suficiente, pocas horas al sol y beber mucho agua, suponen el mejor cosmético conocido.

52- Las mascarillas, aplicadas tanto a nombres como a mujeres, embellecen la piel y proporcionan un relax a todo el cuerpo.

53- Aplicadas correctamente y empleando plantas medicinales, las cremas y mascarillas pueden cambiar en pocas horas el aspecto externo de una persona.